LA DIETA ANTI INFLAMATORIA 2022

RECETAS FÁCILES Y RÁPIDAS PARA CURAR EL CUERPO Y PERDER PESO

KARLA RODRIGUEZ

Tabla de contenido

Brócoli, coliflor y tofu especiados con cebolla morada 17

Ingredientes: 17

Direcciones: 18

Frijoles y salmón 19

Porciones: 4 19

Ingredientes: 19

Direcciones: 20

Porciones de sopa de zanahoria 21

Porciones: 4 21

Ingredientes: 21

Direcciones: 22

Porciones de ensalada de pasta saludable 23

Porciones: 6 23

Ingredientes: 23

Direcciones: 23

Porciones de curry de garbanzos 25

Porciones: 4 25

Ingredientes: 25

Direcciones: 26

Ingredientes de Stroganoff de carne molida: 27

Direcciones: 27

Porciones de costillas con salsa 29

Porciones: 4 29

Ingredientes: 29

Direcciones: 30

Sopa de pollo y fideos sin gluten 31

Porciones: 4 31

Ingredientes: 31

Porciones de lentejas al curry 33

Porciones: 4 33

Ingredientes: 33

Direcciones: 34

Pollo y guisantes salteados 36

Porciones: 4 36

Ingredientes: 36

Direcciones: 37

Jugoso Broccolini Con Anchoas Almendras Porciones: 6 38

Ingredientes: 38

Direcciones: 38

Pattie de shiitake y espinacas 40

Porciones: 8 40

Ingredientes: 40

Direcciones: 41

Ensalada de brócoli y coliflor 42

Porciones: 6 42

Ingredientes: 42

Direcciones: 43

Ensalada de pollo con toque chino 45

Porciones: 3 45

Ingredientes: 45

Direcciones: 46

Pimientos Rellenos De Quinoa Y Amaranto Porciones: 4 48
Ingredientes: 48
Filete de pescado crujiente con costra de queso Porciones: 4 50
Ingredientes: 50
Direcciones: 50
Frijoles proteicos y cáscaras rellenas verdes 52
Ingredientes: 52
Ingredientes de ensalada de fideos asiáticos: 55
Direcciones: 56
Porciones de salmón y judías verdes 57
Porciones: 4 57
Ingredientes: 57
Direcciones: 58
Ingredientes de pollo relleno con queso: 59
Direcciones: 60
Rúcula con aderezo de gorgonzola 61
Porciones: 4 61
Ingredientes: 61
Direcciones: 62
Porciones de sopa de repollo 63
Porciones: 6 63
Ingredientes: 63
Porciones de arroz con coliflor 64
Porciones: 4 64
Ingredientes: 64
Direcciones: 64
Porciones de queso feta frittata y espinacas 66

Porciones: 4 66

Ingredientes: 66

Direcciones: 66

Ingredientes de las pegatinas de olla de pollo ardiente: 68

Direcciones: 69

Camarones al ajillo con coliflor arenilla Porciones: 2 70

Ingredientes: 70

Direcciones: 71

Atún con brócoli 72

Porciones: 1 72

Ingredientes: 72

Direcciones: 72

Sopa de calabaza butternut con camarones Porciones: 4 74

Ingredientes: 74

Direcciones: 75

Sabrosas bolas de pavo al horno Porciones: 6 76

Ingredientes: 76

Direcciones: 76

Porciones de sopa clara de almejas 78

Porciones: 4 78

Ingredientes: 78

Direcciones: 79

Porciones de arroz y pollo en olla 80

Porciones: 4 80

Ingredientes: 80

Direcciones: 81

Jambalaya Jumble de camarones salteados Porciones: 4 83

Ingredientes: 83

Porciones de pollo con chile 85

Porciones: 6 85

Ingredientes: 85

Direcciones: 86

Porciones de sopa de ajo y lentejas 87

Porciones: 4 87

Ingredientes: 87

Zesty Zucchini & Chicken In Classic Santa Fe Stir-fry (Salteado clásico de Santa Fe) 89

Ingredientes: 89

Direcciones: 90

Tacos de tilapia con impresionante ensalada de jengibre y sésamo 91

Ingredientes: 91

Direcciones: 92

Estofado de lentejas al curry 93

Porciones: 4 93

Ingredientes: 93

Direcciones: 94

Ensalada César De Col Rizada Con Wrap De Pollo A La Parrilla 95

Porciones: 2 95

Ingredientes: 95

Direcciones: 96

Ensalada de frijoles y espinacas Porciones: 1 97

Ingredientes: 97

Direcciones: 97

Salmón en costra con nueces y romero Porciones: 6 98

Ingredientes: 98
Direcciones: 99
Camote al horno con salsa roja Tahini Porciones: 4 100
Ingredientes: 100
Direcciones: 101
Porciones de sopa italiana de calabaza de verano 102
Porciones: 4 102
Ingredientes: 102
Direcciones: 103
Porciones de sopa de azafrán y salmón 104
Porciones: 4 104
Ingredientes: 104
Sopa de champiñones y camarones picantes y agrios con sabor tailandés
.... 106
Ingredientes: 106
Direcciones: 107
Orzo con tomates secos Ingredientes: 109
Direcciones: 109
Porciones de sopa de champiñones y remolacha 111
Porciones: 4 111
Ingredientes: 111
Direcciones: 112
Ingredientes de albóndigas de pollo y parmesano: 113
Direcciones: 113
Ingredientes de Albóndigas Alla Parmigiana: 115
Direcciones: 116
Pan de Pechuga de Pavo con Verduras Doradas 117

Ingredientes: 117

Direcciones: 117

Carne de cerdo cremosa y tomates Porciones: 4 119

Ingredientes: 119

Direcciones: 119

Porciones de lomo de limón Porciones: 2 121

Ingredientes: 121

Pollo Con Brócoli Porciones: 4 123

Ingredientes: 123

Direcciones: 123

Solomillo de pollo crujiente Porciones: 4 124

Ingredientes: 124

Direcciones: 124

Carne De Cerdo Con Champiñones Y Pepinos Porciones: 4 125

Ingredientes: 125

Direcciones: 125

Porciones de palillos de pollo Porciones: 4 127

Ingredientes: 127

Direcciones: 127

Pollo Asado Balsámico Porciones: 4 129

Ingredientes: 129

Direcciones: 129

Porciones de bistec y champiñones Porciones: 4 131

Ingredientes: 131

Direcciones: 131

Extremidades de carne Porciones: 4 132

Ingredientes: 132

Direcciones: 132

Porciones de Pollo con Durazno Porciones: 4-5 134

Ingredientes: 134

Direcciones: 134

Porciones de carne molida de cerdo 136

Porciones: 4 136

Ingredientes: 136

Direcciones: 137

Cerdo con perejil y alcachofas Porciones: 4 138

Ingredientes: 138

Direcciones: 139

Cerdo con batatas y tomillo Porciones: 4 140

Ingredientes: 140

Direcciones: 141

Mezcla de cerdo al curry Porciones: 4 142

Ingredientes: 142

Direcciones: 142

Pollo Salteado Y Brócoli Porciones: 4 144

Ingredientes: 144

Direcciones: 144

Porciones de pollo y brócoli Porciones: 4 146

Ingredientes: 146

Direcciones: 147

Pollo al horno mediterráneo con verduras Porciones: 4 148

Ingredientes: 148

Direcciones: 148

Drummies de pollo de Hidden Valley Porciones: 6 - 8 150

Ingredientes: 150

Direcciones: 150

Pollo Balsámico Y Frijoles Porciones: 4 152

Ingredientes: 152

Direcciones: 152

Porciones de cerdo italiano Porciones: 6 154

Ingredientes: 154

Direcciones: 155

Pollo Y Coles De Bruselas Porciones: 4 156

Ingredientes: 156

Direcciones: 156

Ingredientes de Chicken Divan 157

Direcciones: 157

Porciones de pollo parmesano Porciones: 4 158

Ingredientes: 158

Direcciones: 158

Suntuoso pollo al curry indio porciones 160

Porciones: 6 160

Ingredientes: 160

Direcciones: 161

Cerdo con Salsa Balsámica de Cebolla Porciones: 4 163

Ingredientes: 163

Direcciones: 163

Ingredientes: 164

Direcciones: 165

Carne De Cerdo Con Peras Y Jengibre Porciones: 4 166

Ingredientes: 166

Direcciones: 166

Porciones de pollo con mantequilla Porciones:6 168

Ingredientes: 168

Direcciones: 168

Alitas de pollo calientes Porciones: 4 - 5 169

Ingredientes: 169

Direcciones: 169

Pollo, pasta y guisantes porciones: 1-2 171

Ingredientes: 171

Direcciones: 171

Ingredientes: 172

Direcciones: 173

Alitas de pollo con albaricoque Porciones: 3 - 4 174

Ingredientes: 174

Direcciones: 174

Muslos de pollo Porciones: 4 176

Ingredientes: 176

Direcciones: 176

Pollo Crujiente Porciones: 4 177

Ingredientes: 177

Direcciones: 177

Champion Chicken Pockets Porciones: 4 179

Ingredientes: 179

Direcciones: 179

Bocaditos de pollo a la parrilla en la estufa Porciones: 4 181

Ingredientes: 181

Direcciones: 182

Mezcla de pollo y rábano Porciones: 4 183

Ingredientes: 183

Direcciones: 183

Porciones de pollo Katsu Porciones: 4 184

Ingredientes: 184

Direcciones: 185

Estofado de pollo y camote Raciones: 4 186

Ingredientes: 186

Direcciones: 186

Costillas de Res con Romero Porciones: 4 188

Ingredientes: 188

Direcciones: 188

Frittata de pollo, pimiento morrón y espinacas Porciones: 8 190

Ingredientes: 190

Direcciones: 190

Dal de pollo asado Porciones: 4 192

Ingredientes: 192

Direcciones: 192

Taquitos de pollo Porciones: 6 194

Ingredientes: 194

Direcciones: 194

Porciones de cerdo al orégano 196

Porciones: 4 196

Ingredientes: 196

Direcciones: 197

Horneado de pollo y aguacate Porciones: 4 198

Ingredientes: 198

Direcciones: 198

Pechugas de pato asadas con cinco especias Porciones: 4 200

Ingredientes: 200

Direcciones: 200

Chuletas de cerdo con salsa de tomate Porciones: 4 203

Ingredientes: 203

Direcciones: 204

Pollo toscano con tomates, aceitunas y calabacín 205

Ingredientes: 205

Direcciones: 206

Porciones de ensalada de cerdo Porciones: 4 207

Ingredientes: 207

Direcciones: 208

Porciones de cerdo y judías verdes Porciones: 4 209

Ingredientes: 209

Direcciones: 210

Raciones de pechuga de pollo Porciones: 4 211

Ingredientes: 211

Direcciones: 211

Carne De Cerdo Con Chili Calabacines Y Tomates Porciones: 4 212

Ingredientes: 212

Direcciones: 213

Cerdo con Aceitunas Porciones: 4 214

Ingredientes: 214

Direcciones: 214

Paté de eneldo y salmón 216

Ingredientes: 216

Direcciones: 216

Manzanas al horno con especias Chai Porciones: 5 217

Ingredientes:..217

Direcciones: 217

Porciones de melocotón crujiente Porciones: 6......................................219

Ingredientes:..219

Direcciones: 219

Brócoli, coliflor y tofu especiados con cebolla morada

Porciones: 2

Tiempo de cocción: 25 minutos

Ingredientes:

2 tazas de floretes de brócoli

2 tazas de floretes de coliflor

1 cebolla morada mediana, cortada en cubitos

3 cucharadas de aceite de oliva extra virgen

1 cucharadita de sal

¼ de cucharadita de pimienta negra recién molida

1 libra de tofu firme, cortado en dados de 1 pulgada

1 diente de ajo picado

1 pieza (¼ de pulgada) de jengibre fresco, picado

Direcciones:

1. Precaliente el horno a 400 ° F.

2. Combine el brócoli, la coliflor, la cebolla, el aceite, la sal y la pimienta en una bandeja para hornear grande con borde y mezcle bien.

3. Ase hasta que las verduras se ablanden, de 10 a 15 minutos.

4. Agregue el tofu, el ajo y el jengibre. Ase dentro de los 10 minutos.

5. Mezcle suavemente los ingredientes en la bandeja para hornear para combinar el tofu con las verduras y sirva.

Información nutricional: Calorías 210 Grasa total: 15 g Carbohidratos totales: 11 g Azúcar: 4 g Fibra: 4 g Proteína: 12 g Sodio: 626 mg

Frijoles y salmón

Porciones: 4

Tiempo de cocción: 25 minutos

Ingredientes:

1 taza de frijoles negros enlatados, escurridos y enjuagados 4 dientes de ajo picados

1 cebolla amarilla picada

2 cucharadas de aceite de oliva

4 filetes de salmón, deshuesados

½ cucharadita de cilantro molido

1 cucharadita de cúrcuma en polvo

2 tomates, en cubos

½ taza de caldo de pollo

Una pizca de sal y pimienta negra.

½ cucharadita de semillas de comino

1 cucharada de cebollino picado

Direcciones:

1. Calentar una sartén con el aceite a fuego medio, agregar la cebolla y el ajo y sofreír por 5 minutos.

2. Agregue el pescado y dórelo durante 2 minutos por cada lado.

3. Agregue los frijoles y los demás ingredientes, mezcle suavemente y cocine por 10 minutos más.

4. Divida la mezcla entre platos y sirva inmediatamente para el almuerzo.

Información nutricional: calorías 219, grasa 8, fibra 8, carbohidratos 12, proteína 8

Porciones de sopa de zanahoria

Porciones: 4

Tiempo de cocción: 40 minutos

Ingredientes:

1 taza de calabaza, picada

1 cucharada. Aceite de oliva

1 cucharada. Polvo de cúrcuma

14 ½ oz. Leche de coco, ligera

3 tazas de zanahoria picada

1 puerro, enjuagado y en rodajas

1 cucharada. El jengibre rallado

3 tazas de caldo de verduras

1 taza de hinojo picado

Sal y Pimienta al gusto

2 dientes de ajo picados

Direcciones:

1. Comience calentando un horno holandés a fuego medio-alto.

2. Para esto, vierta el aceite y luego agregue el hinojo, la calabaza, las zanahorias y el puerro. Mezclar bien.

3. Ahora, saltee durante 4 a 5 minutos o hasta que se ablande.

4. A continuación, agregue la cúrcuma, el jengibre, la pimienta y el ajo. Cocine de 1 a 2 minutos más.

5. Luego, vierta el caldo y la leche de coco. Combine bien.

6. Después de eso, hierva la mezcla y cubra el horno holandés.

7. Deje que hierva a fuego lento durante 20 minutos.

8. Una vez cocida, transfiera la mezcla a una licuadora de alta velocidad y licúe durante 1 a 2 minutos o hasta obtener una sopa cremosa y suave.

9. Verifique el condimento y agregue más sal y pimienta si es necesario.

Información nutricional: Calorías: 210,4 Kcal Proteínas: 2,11 g Carbohidratos: 25,64 g Grasas: 10,91 g

Porciones de ensalada de pasta saludable

Porciones: 6

Tiempo de cocción: 10 minutos

Ingredientes:

1 paquete de pasta fusilli sin gluten

1 taza de tomates uva, en rodajas

1 puñado de cilantro fresco picado

1 taza de aceitunas, cortadas por la mitad

1 taza de albahaca fresca picada

½ taza de aceite de oliva

Sal marina al gusto

Direcciones:

1. Batir el aceite de oliva, la albahaca picada, el cilantro y la sal marina.

Dejar de lado.

2. Cocine la pasta de acuerdo con las instrucciones del paquete, cuele y enjuague.

3. Combine la pasta con los tomates y las aceitunas.

4. Agregue la mezcla de aceite de oliva y revuelva hasta que esté bien combinado.

<u>Información nutricional:</u> Carbohidratos totales 66 g Fibra dietética: 5 g Proteínas: 13 g Grasas totales: 23 g Calorías: 525

Porciones de curry de garbanzos

Porciones: 4

Tiempo de cocción: 25 minutos

Ingredientes:

2 × 15 oz. Garbanzos, lavados, escurridos y cocidos 2 cdas. Aceite de oliva

1 cucharada. Polvo de cúrcuma

½ de 1 cebolla, cortada en cubitos

1 cucharadita Cayenne, conectado a tierra

4 dientes de ajo picados

2 cucharaditas Chile en polvo

15 oz. Pure de tomate

Pimienta negra, según sea necesario

2 cucharadas. Pasta de tomate

1 cucharadita Cayenne, conectado a tierra

½ cucharada. Miel de maple

½ de 15 oz. lata de leche de coco

2 cucharaditas Comino molido

2 cucharaditas Pimentón ahumado

Direcciones:

1. Caliente una sartén grande a fuego medio-alto. Para esto, vierta el aceite.

2. Una vez que el aceite esté caliente, agregue la cebolla y cocine de 3 a 4 minutos o hasta que se ablanden.

3. Luego, agregue la pasta de tomate, el jarabe de arce, todos los condimentos, el puré de tomate y el ajo. Mezclar bien.

4. Luego, agregue los garbanzos cocidos junto con la leche de coco, la pimienta negra y la sal.

5. Ahora, revuelva todo bien y déjelo hervir a fuego lento de 8 a 10 minutos o hasta que espese.

6. Rocíe jugo de limón y decore con cilantro, si lo desea.

Información nutricional: Calorías: 224 Kcal Proteínas: 15,2 g Carbohidratos: 32,4 g Grasas: 7,5 g

Ingredientes de Stroganoff de carne molida:

1 libra de carne molida magra

1 cebolla pequeña cortada en cubitos

1 diente de ajo picado

3/4 lb de champiñones nuevos cortados

3 cucharadas de harina

2 tazas de caldo de carne

sal y pimienta para probar

2 cucharaditas de salsa Worcestershire

3/4 taza de crema fuerte

2 cucharadas de perejil nuevo

Direcciones:

1. Hamburguesa molida de color oscuro, cebolla y ajo (haciendo un esfuerzo para que no se parta algo por encima) en un plato hasta que no quede rosado. Canaliza la grasa.

2. Incluya los champiñones cortados y cocine 2-3 minutos. Mezcle la harina y cocine 1 minuto progresivamente.

3. Incluir caldo, salsa Worcestershire, sal y pimienta y calentar hasta que hierva. Disminuir el calor y guisar a fuego lento durante 10 minutos.

Cocine los fideos de huevo como se indica en los títulos de los paquetes.

4. Extraiga la mezcla de carne del fuego, mezcle la nata y el perejil.

5. Sirva sobre fideos de huevo.

Porciones de costillas con salsa

Porciones: 4

Tiempo de cocción: 65 minutos

Ingredientes:

2 libras. Costillas de ternera

1 ½ cucharadita de aceite de oliva

1 ½ cucharada de salsa de soja

1 cucharada de salsa Worcestershire

1 cucharada de stevia

1 ¼ tazas de cebolla picada.

1 cucharadita de ajo picado

1/2 taza de vino tinto

⅓ taza de salsa de tomate, sin azúcar

Sal y pimienta negra al gusto

Direcciones:

1. Corte las costillas en 3 gajos y frótelas con pimienta negra y sal.

2. Agregue aceite a la olla instantánea y presione Saltear.

3. Coloque las costillas en el aceite y dore durante 5 minutos por cada lado.

4. Agregue la cebolla y saltee durante 4 minutos.

5. Agregue el ajo y cocine por 1 minuto.

6. Batir el resto de los ingredientes en un bol y verter sobre las costillas.

7. Coloque la tapa a presión y cocine durante 55 minutos en modo Manual a alta presión.

8. Una vez hecho esto, libere la presión de forma natural y luego retire la tapa.

9. Sirva caliente.

<u>Información nutricional:</u> Calorías 555, Carbohidratos 12,8 g, Proteína 66,7 g, Grasa 22,3 g, Fibra 0,9 g

Sopa de pollo y fideos sin gluten

Porciones: 4

Tiempo de cocción: 25 minutos

Ingredientes:

¼ taza de aceite de oliva extra virgen

3 tallos de apio, cortados en rodajas de ¼ de pulgada

2 zanahorias medianas, cortadas en dados de ¼ de pulgada

1 cebolla pequeña, cortada en dados de ¼ de pulgada

1 ramita de romero fresco

4 tazas de caldo de pollo

8 onzas de penne sin gluten

1 cucharadita de sal

¼ de cucharadita de pimienta negra recién molida

2 tazas de pollo rostizado cortado en cubitos

¼ de taza de perejil fresco de hoja plana finamente picado Direcciones:

1. Caliente el aceite a fuego alto en una olla grande.

2. Ponga el apio, las zanahorias, la cebolla y el romero y saltee hasta que se ablanden, de 5 a 7 minutos.

3. Agregue el caldo, el penne, la sal y la pimienta y hierva.

4. Cocine a fuego lento y cocine hasta que la penne esté tierna, de 8 a 10 minutos.

5. Retire y deseche la ramita de romero, agregue el pollo y el perejil.

6. Reduzca el fuego a bajo. Cocine en 5 minutos y sirva.

<u>Información nutricional:</u> Calorías 485 Grasa total: 18 g Carbohidratos totales: 47 g Azúcar: 4 g Fibra: 7 g Proteína: 33 g Sodio: 1423 mg

Porciones de lentejas al curry

Porciones: 4

Tiempo de cocción: 40 minutos

Ingredientes:

2 cucharaditas Semillas de mostaza

1 cucharadita Cúrcuma, molido

1 taza de lentejas remojadas

2 cucharaditas Semillas de comino

1 tomate, grande y picado

1 cebolla amarilla, cortada finamente

4 tazas de agua

Sal marina, según sea necesario

2 zanahorias, cortadas en medias lunas

3 puñados de hojas de espinaca, ralladas

1 cucharadita Jengibre picado

½ cucharadita Chile en polvo

2 cucharadas. Aceite de coco

Direcciones:

1. Primero, coloque los frijoles mungo y el agua en una cacerola profunda a fuego medio-alto.

2. Ahora, hierva la mezcla de frijoles y déjela hervir a fuego lento.

3. Cocine a fuego lento dentro de 20 a 30 minutos o hasta que los frijoles mungo se ablanden.

4. Luego, caliente el aceite de coco en una cacerola grande a fuego medio y agregue las semillas de mostaza y comino.

5. Si las semillas de mostaza revientan, ponga las cebollas. Saltear las cebollas para 4

minutos o hasta que se ablanden.

6. Vierta el ajo y continúe salteando por 1 minuto más.

Una vez aromático, vierta la cúrcuma y el chile en polvo.

7. Luego, agregue la zanahoria y el tomate — Cocine por 6 minutos o hasta que se ablanden.

8. Por último, añadirle las lentejas cocidas y remover todo bien.

9. Agregue las hojas de espinaca y saltee hasta que se ablanden. Retírelo del calor. Sírvelo caliente y disfrútalo.

<u>Información nutricional:</u> Calorías 290 Kcal Proteínas: 14 g Carbohidratos: 43 g Grasas: 8 g

Pollo y guisantes salteados

Porciones: 4

Tiempo de cocción: 10 minutos

Ingredientes:

1 ¼ tazas de pechuga de pollo deshuesada y sin piel, en rodajas finas 3 cucharadas de cilantro fresco picado

2 cucharadas de aceite vegetal

2 cucharadas de ajonjolí

1 manojo de cebolletas, en rodajas finas

2 cucharaditas de Sriracha

2 dientes de ajo picados

2 cucharadas de vinagre de arroz

1 pimiento morrón, en rodajas finas

3 cucharadas de salsa de soja

2½ tazas de guisantes

Sal al gusto

Pimienta negra recién molida, al gusto

Direcciones:

1. Calentar el aceite en una sartén a fuego medio. Agregue el ajo y las cebolletas en rodajas finas. Cocine por un minuto y luego agregue 2 ½ tazas de guisantes junto con el pimiento. Cocine hasta que estén tiernos, solo durante unos 3-4 minutos.

2. Agregue el pollo y cocine durante unos 4-5 minutos o hasta que esté completamente cocido.

3. Agregue 2 cucharaditas de Sriracha, 2 cucharadas de semillas de sésamo, 3

cucharadas de salsa de soja y 2 cucharadas de vinagre de arroz. Mezcle todo hasta que esté bien combinado. Cocine a fuego lento dentro de 2-3 minutos a fuego lento.

4. Agregue 3 cucharadas de cilantro picado y revuelva bien. Transfiera y espolvoree con más semillas de sésamo y cilantro, si es necesario. ¡Disfrutar!

Información nutricional: 228 calorías 11 g de grasa 11 g de carbohidratos totales 20 g de proteína

Jugoso Broccolini Con Anchoas Almendras

Porciones: 6

Tiempo de cocción: 10 minutos

Ingredientes:

2 manojos de broccolini, recortados

1 cucharada de aceite de oliva extra virgen

1 chile rojo fresco largo, sin semillas, finamente picado 2 dientes de ajo, en rodajas finas

¼ de taza de almendras naturales, picadas en trozos grandes

2 cucharaditas de cáscara de limón finamente rallada

Un chorrito de jugo de limón, fresco.

4 anchoas en aceite picadas

Direcciones:

1. Caliente el aceite hasta que esté caliente en una cacerola grande. Agrega las anchoas escurridas, el ajo, el chile y la ralladura de limón. Cocine hasta que esté aromático, por 30

segundos, revolviendo con frecuencia. Agregue la almendra y continúe cocinando por un minuto más, revolviendo con frecuencia. Retirar del fuego y agregar un chorrito de jugo de limón fresco.

2. Luego, coloque los broccolini en una canasta para vaporera colocada sobre una cacerola con agua hirviendo. Tape y cocine hasta que estén tiernos y crujientes, por 2

a 3 minutos. Escurrir bien y luego transferir a un plato de servir grande. Cubra con la mezcla de almendras. Disfrutar.

<u>Información nutricional:</u> kcal 350 Grasas: 7 g Fibra: 3 g Proteínas: 6 g

Pattie de shiitake y espinacas

Porciones: 8

Tiempo de cocción: 15 minutos

Ingredientes:

1 ½ tazas de hongos shiitake, picados

1 ½ tazas de espinaca picada

3 dientes de ajo picados

2 cebollas picadas

4 cucharaditas aceite de oliva

1 huevo

1 ½ tazas de quinua cocida

1 ½ cucharadita. condimento italiano

1/3 taza de semillas de girasol tostadas, molidas

1/3 taza de queso pecorino rallado

Direcciones:

1. Caliente el aceite de oliva en una cacerola. Una vez calientes, saltee los hongos shiitake durante 3 minutos o hasta que estén ligeramente chamuscados. Agregue el ajo y la cebolla. Saltee durante 2 minutos o hasta que esté fragante y traslúcido. Dejar de lado.

2. En la misma cacerola, caliente el aceite de oliva restante. Agrega la espinaca. Reduzca el fuego, luego cocine a fuego lento durante 1 minuto, escurra y transfiera a un colador.

3. Pica finamente las espinacas y agrégalas a la mezcla de champiñones. Agrega huevo a la mezcla de espinacas. Incorpore la quinua cocida, sazone con condimentos italianos y luego mezcle hasta que esté bien combinada. Espolvoree semillas de girasol y queso.

4. Divida la mezcla de espinacas en empanadas: cocine las empanadas dentro de 5

minutos o hasta que estén firmes y dorados. Sirve con pan de hamburguesa.

<u>Información nutricional:</u> Calorías 43 Carbohidratos: 9 g Grasas: 0 g Proteínas: 3 g

Ensalada de brócoli y coliflor

Porciones: 6

Tiempo de cocción: 20 minutos

Ingredientes:

¼ de cucharadita Pimienta negra, molida

3 tazas de cogollos de coliflor

1 cucharada. Vinagre

1 cucharadita Cariño

8 tazas de col rizada picada

3 tazas de cogollos de brócoli

4 cucharadas Aceite de oliva virgen extra

½ cucharadita Sal

1 ½ cucharadita. Mostaza de Dijon

1 cucharadita Cariño

½ taza de cerezas secas

1/3 taza de nueces, picadas

1 taza de queso manchego, rallado

Direcciones:

1. Precaliente el horno a 450 ° F y coloque una bandeja para hornear en la rejilla del medio.

2. Después de eso, coloque los floretes de coliflor y brócoli en un tazón grande.

3. A esto, vierta la mitad de la sal, dos cucharadas de aceite y pimienta. Mezcle bien.

4. Ahora, transfiera la mezcla a la bandeja precalentada y hornee por 12 minutos mientras le da la vuelta una vez en el medio.

5. Una vez que esté tierno y dorado, retírelo del horno y déjelo enfriar por completo.

6. Mientras tanto, mezcle las dos cucharadas restantes de aceite, vinagre, miel, mostaza y sal en otro tazón.

7. Cepille esta mezcla sobre las hojas de col rizada moviendo las hojas con las manos. Déjelo a un lado de 3 a 5 minutos.

8. Finalmente, agregue las verduras asadas, el queso, las cerezas y la nuez a la ensalada de brócoli y coliflor.

<u>Información nutricional:</u> Calorías: 259Kcal Proteínas: 8.4g Carbohidratos: 23.2g Grasas: 16.3g

Ensalada de pollo con toque chino

Porciones: 3

Tiempo de cocción: 25 minutos

Ingredientes:

1 cebolla verde mediana (en rodajas finas)

2 pechugas de pollo deshuesadas

2 cucharadas de salsa de soja

¼ de cucharadita de pimienta blanca

1 cucharada de aceite de sésamo

4 tazas de lechuga romana (picada)

1 taza de repollo (rallado)

¼ de taza de zanahorias en cubos pequeños

¼ de taza de almendras en rodajas finas

¼ de taza de fideos (solo para servir)

Para preparar aderezo chino:

1 diente de ajo picado

1 cucharadita de salsa de soja

1 cucharada de aceite de sésamo

2 cucharadas de vinagre de arroz

1 cucharada de azúcar

Direcciones:

1. Prepare el aderezo chino batiendo todos los ingredientes en un tazón.

2. En un bol, marinar las pechugas de pollo con ajo, aceite de oliva, salsa de soja y pimienta blanca durante 20 minutos.

3. Coloque la fuente para hornear en el horno precalentado (a 225 ° C).

4. Coloque las pechugas de pollo en la fuente para hornear y hornee por casi 20

minutos.

5. Para armar la ensalada, combine la lechuga romana, el repollo, las zanahorias y la cebolla verde.

6. Para servir, coloque un trozo de pollo en un plato y la ensalada encima. Vierta un poco de aderezo junto con los fideos.

<u>Información nutricional:</u> Calorías 130 Carbohidratos: 10 g Grasas: 6 g

Proteínas: 10 g

Pimientos Rellenos De Quinoa Y Amaranto

Porciones: 4

Tiempo de cocción: 1 hora y 10 minutos

Ingredientes:

2 cucharadas de amaranto

1 calabacín mediano, recortado y rallado

2 tomates maduros en rama, cortados en cubitos

2/3 taza (aproximadamente 135 g) de quinua

1 cebolla mediana picada finamente

2 dientes de ajo machacados

1 cucharadita de comino molido

2 cucharadas de semillas de girasol ligeramente tostadas 75 g de queso ricotta, fresco

2 cucharadas de grosellas

4 pimientos, grandes, cortados por la mitad a lo largo y sin semillas 2 cucharadas de perejil de hoja plana, picado Direcciones:

1. Cubra una bandeja para hornear, preferiblemente de tamaño grande con un poco de papel para hornear (antiadherente) y luego precaliente su horno a 350 F por adelantado. Llene una cacerola mediana con aproximadamente medio litro de agua y luego agregue el amaranto y la quinua; llevar a ebullición a fuego moderado. Una vez hecho esto, baje el fuego a bajo; cubra y deje hervir a fuego lento hasta que los granos se vuelvan al dente y se absorba el agua, de 12 a 15

minutos. Retirar del fuego y reservar.

2. Mientras tanto, cubra ligeramente una sartén grande con aceite y caliéntela a fuego medio. Una vez caliente, agregue la cebolla con calabacín y cocine hasta que se ablanden, durante un par de minutos, revolviendo con frecuencia. Agrega el comino y el ajo; cocine por un minuto. Retirar del fuego y dejar enfriar.

3. Coloque los granos, la mezcla de cebolla, las semillas de girasol, las grosellas, el perejil, la ricota y el tomate en un tazón, preferiblemente de tamaño grande; revuelva bien los ingredientes hasta que se combinen bien; sazone con pimienta y sal al gusto.

4. Llene los pimientos con la mezcla de quinua preparada y colóquelos en la bandeja, cubriendo la bandeja con papel de aluminio. Hornee de 17 a 20

minutos. Retire el papel de aluminio y hornee hasta que el relleno se dore y las verduras estén tiernas, durante 15 a 20 minutos más.

<u>Información nutricional:</u> kcal 200 Grasas: 8,5 g Fibra: 8 g Proteínas: 15 g

Filete de pescado crujiente con costra de queso

Porciones: 4

Tiempo de cocción: 10 minutos

Ingredientes:

¼ de taza de pan rallado integral

¼ de taza de queso parmesano rallado

¼ de cucharadita de sal marina ¼ de cucharadita de pimienta molida

1 cucharada. 4 filetes de tilapia con aceite de oliva

Direcciones:

1. Precaliente el horno a 375 ° F.

2. Agregue el pan rallado, el queso parmesano, la sal, la pimienta y el aceite de oliva en un tazón para mezclar.

3. Mezclar bien hasta que quede bien mezclado.

4. Cubra los filetes con la mezcla y colóquelos en una bandeja para hornear ligeramente rociada.

5. Coloque la bandeja en el horno.

6. Hornee durante 10 minutos hasta que los filetes se cocinen bien y se pongan de color marrón.

Información nutricional: Calorías: 255 Grasa: 7 g Proteína: 15,9 g Carbohidratos: 34 g Fibra: 2,6 g

Frijoles proteicos y cáscaras rellenas verdes

Ingredientes:

Sal genuina o de mar

Aceite de oliva

12 onzas. paquete de conchas del tamaño de una especie (alrededor de 40) 1 libra de espinaca partida solidificada

2 a 3 dientes de ajo, pelados y divididos

15 a 16 oz. queso cheddar ricotta (idealmente leche entera / entera) 2 huevos

1 lata de frijoles blancos (por ejemplo, cannellini), agotados y enrojecidos

½ taza de pesto verde, hecho a medida o adquirido localmente Pimienta oscura molida

3 tazas (o más) de salsa marinara

Queso parmesano molido o queso cheddar pecorino (discrecional)

Direcciones:

1. Caliente al menos 5 litros de agua hasta el punto de hervir en una olla enorme (o trabaje en dos grupos más pequeños). Incluya una cucharada de sal, una pizca de aceite de oliva y las cáscaras. Haga burbujear alrededor de

9 minutos (o hasta que esté extremadamente firme), mezclando esporádicamente para mantener las cáscaras aisladas. Canalice tiernamente las conchas en un colador, o sáquelas del agua con una cuchara abierta. Lavar rápidamente con agua fría. Forre una hoja calefactora con borde con papel film. En el momento en que las conchas estén lo suficientemente frías como para tratarlas, sepárelas a mano, vertiendo el agua extra y colocando la abertura en una capa solitaria en el contenedor de hojas. Unta con film plástico progresivamente una vez que esté prácticamente frío.

2. Lleve un par de litros de agua (o utilice el agua restante de la pasta, en caso de que no la haya tirado) a una burbuja en una olla similar. Incluya la espinaca solidificada y cocine tres minutos a fuego alto, hasta que esté delicada. Cubra el colador con toallas de papel empapadas en caso de que las aberturas sean enormes, en ese momento canalice las espinacas. Coloque el colador sobre un tazón para agotar más mientras comienza el llenado.

3. Agregue solo el ajo a un procesador de alimentos y deje correr hasta que esté finamente cortado y adherido a los lados. Raspe los lados del tazón, en ese punto incluya la ricota, los huevos, los frijoles, el pesto, 1½

cucharaditas de sal y unas cuantas cucharadas de pimienta (un gran apretón). Presione la espinaca en su mano para agotar bien el agua sobresaliente, en ese momento agregue a diferentes fijaciones en el procesador de nutrientes. Ejecutar hasta que esté prácticamente suave, con un par de pequeños trozos de espinaca aún notables. Me inclino a no probar después de incluir el huevo crudo, pero si cree que su sabor básico es un poco y modifica el sabor a gusto.

4. Precaliente el asador a 350 (F) y dúchese o engrase suavemente un 9 x 13 "

sartén, además de otro plato de gulash más pequeño (alrededor de 8 a 10 de las conchas no caben en el 9 x 13). Para llenar las conchas, obtenga cada concha por turno, manteniéndola abierta con el pulgar y el dedo índice de su mano no predominante. Saque de 3 a 4 cucharadas de carga con la otra mano y raspe la cáscara. La mayor parte de ellos no se verá muy bien, ¡lo cual está bien! Coloque las conchas llenas una cerca de la otra en el contenedor preparado. Vierta la salsa sobre las conchas, dejando inconfundibles los trozos del relleno verde. Unte el recipiente con la banqueta y prepare por 30 minutos. Aumente el calor a 375 (F), rocíe las cáscaras con un poco de parmesano molido (si lo utiliza) y revele el calor durante otros 5

a 10 minutos hasta que se disuelva el queso cheddar y se disminuya la abundancia de humedad.

5. Deje enfriar de 5 a 10 minutos, en ese momento sirva solo o con un plato fresco de verduras mixtas como una ocurrencia tardía.

Ingredientes de ensalada de fideos asiáticos:

8 onzas de largo de fideos ligeros de pasta de trigo entero, por ejemplo, espaguetis (use fideos soba para hacer sin gluten) 24 onzas de ensalada de col de brócoli de Mann's - 2 sacos de 12 onzas 4 onzas de zanahorias molidas

1/4 taza de aceite de oliva extra virgen

1/4 taza de vinagre de arroz

3 cucharadas de néctar: utilice néctar de agave ligero para hacer un amante de las verduras

3 cucharadas de crema de nuez suave

2 cucharadas de salsa de soja baja en sodio - sin gluten si es necesario 1 cucharada de salsa de pimienta Sriracha - o salsa de chile con ajo, además de extra al gusto

1 cucharada de jengibre nuevo picado

2 cucharaditas de ajo picado - alrededor de 4 dientes 3/4 taza de maní asado sin sal, - generalmente cortado 3/4 taza de cilantro nuevo - cortado finamente

Direcciones:

1. Calentar una olla enorme de agua con sal hasta que hierva. Cocine los fideos hasta que estén algo firmes, según los títulos del paquete. Canalice y enjuague rápidamente con agua fría para evacuar el exceso de almidón y detener la cocción, en ese momento muévase a un tazón enorme para servir. Incluya la ensalada de repollo con brócoli y zanahorias.

2. Mientras se cocina la pasta, mezcle el aceite de oliva, el vinagre de arroz, el néctar, la crema de nueces, la salsa de soja, la Sriarcha, el jengibre y el ajo. Vierta sobre la mezcla de fideos y arroje para consolidar. Incluya el maní y el cilantro y vuelva a lanzar. Sirva frío oa temperatura ambiente con salsa Sriracha adicional según desee.

3. Notas sobre la fórmula

4. La ensalada de fideos asiáticos se puede servir fría oa temperatura ambiente.

Almacene los restos en la hielera en un soporte a prueba de agua / aire hasta por 3 días.

Porciones de salmón y judías verdes

Porciones: 4

Tiempo de cocción: 26 minutos

Ingredientes:

2 cucharadas de aceite de oliva

1 cebolla amarilla picada

4 filetes de salmón, deshuesados

1 taza de ejotes, cortados y cortados por la mitad

2 dientes de ajo picados

½ taza de caldo de pollo

1 cucharadita de chile en polvo

1 cucharadita de pimentón dulce

Una pizca de sal y pimienta negra.

1 cucharada de cilantro picado

Direcciones:

1. Calentar una sartén con el aceite a fuego medio, agregar la cebolla, remover y sofreír por 2 minutos.

2. Agregue el pescado y dórelo durante 2 minutos por cada lado.

3. Agregue el resto de los ingredientes, mezcle suavemente y hornee todo a 360 grados F durante 20 minutos.

4. Divida todo entre platos y sirva para el almuerzo.

Información nutricional: calorías 322, grasa 18,3, fibra 2, carbohidratos 5,8, proteína 35,7

Ingredientes de pollo relleno con queso:

2 cebolletas (cortadas escasamente)

2 jalapeños sin semillas (cortados escasamente)

1/4 taza cilantro

1 cucharadita dinamismo de lima

4 onzas. Cheddar Monterey Jack (molido grueso) 4 pechugas de pollo deshuesadas y sin piel

3 cucharadas aceite de oliva

Sal

Pimienta

3 cucharadas jugo de lima

2 pimientos rojos (finamente cortados)

1/2 cebolla morada pequeña (cortada escasamente)

5 c. lechuga romana desgarrada

Direcciones:

1. Caliente el asador a 450 ° F. En un tazón, consolide las cebolletas y los jalapeños sin semillas, 1/4 de taza de cilantro (cortado) y lima para preparar y listo, en ese punto mezcle con queso cheddar Monterey Jack.

2. Coloque la cuchilla en la pieza más gruesa de cada uno de los pechos de pollo deshuesados y sin piel y muévase de un lado a otro para hacer una cavidad de 2 1/2 pulgadas que sea tan ancha como sea posible sin experimentar. Rellena el pollo con la mezcla de queso cheddar.

3. Caliente 2 cucharadas de aceite de oliva en una sartén enorme a fuego medio.

Sazone el pollo con sal y pimienta y cocine hasta que esté más oscuro por un lado, de 3 a 4 minutos. Dé la vuelta al pollo y ase hasta que esté bien cocido, de 10 a 12 minutos.

4. Mientras tanto, en un tazón grande, mezcle el jugo de limón, 1

cucharada de aceite de oliva y 1/2 cucharadita de sal. Incluir pimientos morrones y cebolla morada y dejar reposar 10 minutos, lanzando esporádicamente. Agregue la lechuga romana y 1 taza de cilantro nuevo. Presente con pollo y gajos de lima.

Rúcula con aderezo de gorgonzola

Porciones: 4

Tiempo de cocción: 0 minutos

Ingredientes:

1 manojo de rúcula, limpia

1 pera, en rodajas finas

1 cucharada de jugo de limón fresco

1 diente de ajo magullado

1/3 taza de queso gorgonzola, desmenuzado

1/4 taza de caldo de verduras, reducido en sodio

Pimienta recién molida

4 cucharaditas de aceite de oliva

1 cucharada de vinagre de sidra

Direcciones:

1. Ponga las rodajas de pera y el jugo de limón en un bol. Mezcle para cubrir.

Coloca las rodajas de pera, junto con la rúcula, en una fuente.

2. En un tazón, combine el vinagre, el aceite, el queso, el caldo, la pimienta y el ajo. Dejar actuar 5 minutos, retirar los ajos. Ponga el aderezo, luego sirva.

Información nutricional: Calorías 145 Carbohidratos: 23 g Grasas: 4 g Proteínas: 6 g

Porciones de sopa de repollo

Porciones: 6

Tiempo de cocción: 35 minutos

Ingredientes:

1 cebolla amarilla picada

1 repollo verde, rallado

2 cucharadas de aceite de oliva

5 tazas de caldo de verduras

1 zanahoria, pelada y rallada

Una pizca de sal y pimienta negra.

1 cucharada de cilantro picado

2 cucharaditas de tomillo picado

½ cucharadita de pimentón ahumado

½ cucharadita de pimentón picante

1 cucharada de jugo de limón

Porciones de arroz con coliflor

Porciones: 4

Tiempo de cocción: 10 minutos

Ingredientes:

¼ taza de aceite de cocina

1 cucharada. Aceite de coco

1 cucharada. Azúcar de coco

4 tazas de coliflor, desmenuzada en floretes ½ cucharadita. Sal

Direcciones:

1. Primero, procese la coliflor en un procesador de alimentos y procese durante 1 a 2 minutos.

2. Caliente el aceite en una sartén grande a fuego medio, luego vierta la coliflor con arroz, el azúcar de coco y la sal en la sartén.

3. Combínelas bien y cocínelas de 4 a 5 minutos o hasta que la coliflor esté ligeramente blanda.

4. Finalmente, vierte la leche de coco y disfrútala.

Información nutricional: Calorías 108 Kcal Proteínas: 27,1 g Carbohidratos: 11 g Grasas: 6 g

Porciones de queso feta frittata y espinacas

Porciones: 4

Tiempo de cocción: 10 minutos

Ingredientes:

½ cebolla morada pequeña

250g de espinacas tiernas

½ taza de queso feta

1 cucharada de pasta de ajo

4 huevos batidos

Mezcla de condimentos

Sal y Pimienta al gusto

1 cucharada de aceite de oliva

Direcciones:

1. Añada una cebolla finamente picada en aceite y cocínela a fuego medio.

2. Agregue la espinaca en las cebollas de color marrón claro y revuelva durante 2 min.

3. En los huevos, agregue la mezcla de espinaca fría y cebolla.

4. Ahora agregue la pasta de ajo, sal y pimienta y mezcle la mezcla.

5. Cocine esta mezcla a fuego lento y revuelva los huevos suavemente.

6. Agregue queso feta a los huevos y coloque la sartén debajo de la parrilla ya precalentada.

7. Cocine durante casi 2 a 3 minutos hasta que la frittata esté dorada.

8. Sirva esta frittata de queso feta caliente o fría.

Información nutricional: Calorías 210 Carbohidratos: 5 g Grasas: 14 g Proteínas: 21 g

Ingredientes de las pegatinas de olla de pollo ardiente:

1 libra de pollo molido

1/2 taza de repollo rallado

1 zanahoria, pelada y destruida

2 dientes de ajo, exprimidos

2 cebollas verdes, cortadas escasamente

1 cucharada de salsa de soja disminuida en sodio

1 cucharada de salsa hoisin

1 cucharada de jengibre molido naturalmente

2 cucharaditas de aceite de sésamo

1/4 de cucharadita de pimienta blanca molida

Envoltorios de 36 wones

2 cucharadas de aceite vegetal

PARA LA SALSA DE ACEITE DE CHILE PICANTE:

1/2 taza de aceite vegetal

1/4 taza de chiles rojos secos, aplastados

2 dientes de ajo picados

Direcciones:

1. Caliente el aceite vegetal en una sartén pequeña a fuego medio. Mezcle los pimientos machacados y el ajo, mezclando de vez en cuando, hasta que el aceite llegue a 180 grados F, alrededor de 8-10 minutos; poner en un lugar seguro.

2. En un tazón enorme, unir el pollo, el repollo, la zanahoria, el ajo, las cebolletas, la salsa de soja, la salsa hoisin, el jengibre, el aceite de sésamo y la pimienta blanca.

3. Para recoger las albóndigas, coloque los envoltorios sobre una superficie de trabajo.

Vierta 1 cucharada de la mezcla de pollo en el punto focal de cada envoltorio. Con el dedo, frote los bordes de las envolturas con agua. Doble la mezcla sobre el relleno para formar una media luna, apretando los bordes para sellar.

4. Caliente el aceite vegetal en una sartén grande a fuego medio.

Incluya calcomanías para ollas en una capa solitaria y cocine hasta que estén brillantes y frescas, alrededor de 2-3 minutos por cada lado.

5. Sirva rápidamente con salsa de aceite para guisado caliente.

Camarones al ajillo con coliflor arenilla

Porciones: 2

Tiempo de cocción: 15 minutos

Ingredientes:

Para preparar camarones

1 libra de camarones

2-3 cucharadas de condimento cajún

Sal

1 cucharada de mantequilla / ghee

Para preparar sémola de coliflor

2 cucharadas de mantequilla clarificada

12 onzas de coliflor

1 diente de ajo

Sal al gusto

Direcciones:

1. Hervir la coliflor y el ajo en 8 onzas de agua a fuego medio hasta que estén tiernos.

2. Mezcle la coliflor tierna en el procesador de alimentos con ghee. Agregue agua humeante gradualmente para obtener la consistencia adecuada.

3. Espolvoree 2 cucharadas de condimento cajún sobre los camarones y déjelos marinar.

4. En una sartén grande, tome 3 cucharadas de ghee y cocine los camarones a fuego medio.

5. Coloque una cucharada grande de sémola de coliflor en un tazón y cubra con los camarones fritos.

Información nutricional: Calorías 107 Carbohidratos: 1 g Grasas: 3 g Proteínas: 20 g

Atún con brócoli

Porciones: 1

Tiempo de cocción: 10 minutos

Ingredientes:

1 cucharadita Aceite de oliva virgen extra

3 onzas. Atún en agua, preferiblemente ligero y con trozos, escurrido 1 cucharada. Nueces picadas en trozos grandes

2 tazas de brócoli, picado finamente

½ cucharadita Salsa picante

Direcciones:

1. Comience mezclando el brócoli, el condimento y el atún en un tazón grande hasta que estén bien combinados.

2. Luego, cocine en el microondas las verduras en el horno durante 3 minutos o hasta que estén tiernas.

3. Luego, agregue las nueces y el aceite de oliva al tazón y mezcle bien.

4. Sirve y disfruta.

Información nutricional: Calorías 259 Kcal Proteínas: 27,1 g Carbohidratos: 12,9 g Grasas: 12,4 g

Sopa de calabaza butternut con camarones

Porciones: 4

Tiempo de cocción: 20 minutos

Ingredientes:

3 cucharadas de mantequilla sin sal

1 cebolla morada pequeña, finamente picada

1 diente de ajo en rodajas

1 cucharadita de cúrcuma

1 cucharadita de sal

¼ de cucharadita de pimienta negra recién molida

3 tazas de caldo de verduras

2 tazas de calabaza pelada cortada en dados de ¼ de pulgada 1 libra de camarones pelados cocidos, descongelados si es necesario 1 taza de leche de almendras sin azúcar

¼ de taza de almendras en rodajas (opcional)

2 cucharadas de perejil de hoja plana fresco finamente picado 2 cucharaditas de ralladura de limón rallada o picada

Direcciones:

1. Disuelva la mantequilla a fuego alto en una olla grande.

2. Agregue la cebolla, el ajo, la cúrcuma, la sal y la pimienta y saltee hasta que las verduras estén suaves y translúcidas, de 5 a 7 minutos.

3. Agregue el caldo y la calabaza y hierva.

4. Cocine a fuego lento dentro de los 5 minutos.

5. Agregue los camarones y la leche de almendras y cocine hasta que se caliente durante unos 2 minutos.

6. Espolvoree con las almendras (si se usa), el perejil y la ralladura de limón y sirva.

Información nutricional: Calorías 275 Grasa total: 12 g Carbohidratos totales: 12 g Azúcar: 3 g Fibra: 2 g Proteína: 30 g Sodio: 1665 mg

Sabrosas bolas de pavo al horno Porciones: 6

Tiempo de cocción: 30 minutos

Ingredientes:

1 libra de pavo molido

½ taza de pan rallado fresco, blanco o integral ½ taza de queso parmesano, recién rallado

½ cucharada albahaca, recién picada

½ cucharada orégano, recién picado

1 pieza de huevo grande, batido

1 cucharada. perejil, recién picado

3 cucharadas de leche o agua

Una pizca de sal y pimienta

Una pizca de nuez moscada recién rallada

Direcciones:

1. Precaliente su horno a 350 ° F.

2. Cubra dos moldes para hornear con papel pergamino.

3. Agregue todos los ingredientes en un tazón grande para mezclar.

4. Forme bolas de 1 pulgada con la mezcla y coloque cada bola en el molde para hornear.

5. Pon la sartén en el horno.

6. Hornee durante 30 minutos o hasta que el pavo se cocine por completo y las superficies se pongan marrones.

7. Voltee las albóndigas una vez a la mitad de la cocción.

<u>Información nutricional:</u> Calorías: 517 CalFat: 17,2 g Proteínas: 38,7 g Carbohidratos: 52,7 g Fibra: 1 g

Porciones de sopa clara de almejas

Porciones: 4

Tiempo de cocción: 15 minutos

Ingredientes:

2 cucharadas de mantequilla sin sal

2 zanahorias medianas, cortadas en trozos de ½ pulgada

2 tallos de apio, en rodajas finas

1 cebolla morada pequeña, cortada en dados de ¼ de pulgada

2 dientes de ajo, en rodajas

2 tazas de caldo de verduras

1 botella (8 onzas) de jugo de almejas

1 lata (10 onzas) de almejas

½ cucharadita de tomillo seco

½ cucharadita de sal

¼ de cucharadita de pimienta negra recién molida

Direcciones:

1. Disuelva la mantequilla en una olla grande, a fuego alto.

2. Agregue las zanahorias, el apio, la cebolla y el ajo y saltee hasta que se ablanden un poco de 2 a 3 minutos.

3. Agregue el caldo y el jugo de almejas y hierva.

4. Cocine a fuego lento y cocine hasta que las zanahorias estén suaves, de 3 a 5 minutos.

5. Agregue las almejas y su jugo, el tomillo, la sal y la pimienta, caliente de 2 a 3 minutos y sirva.

Información nutricional: Calorías 156 Grasa total: 7 g Carbohidratos totales: 7 g Azúcar: 3 g Fibra: 1 g Proteína: 14 g Sodio: 981 mg

Porciones de arroz y pollo en olla

Porciones: 4

Tiempo de cocción: 25 minutos

Ingredientes:

1 libra de pechuga de pollo de corral, deshuesada y sin piel ¼ taza de arroz integral

¾ lb. de champiñones a elección, en rodajas

1 puerro picado

¼ de taza de almendras picadas

1 taza de agua

1 cucharada. aceite de oliva

1 taza de judías verdes

½ taza de vinagre de sidra de manzana

2 cucharadas. harina para todo uso

1 taza de leche baja en grasa

¼ taza de queso parmesano, recién rallado

¼ taza de crema agria

Una pizca de sal marina, agregue más si es necesario

pimienta negra molida, al gusto

Direcciones:

1. Vierta el arroz integral en una olla. Agrega agua. Cubra y deje hervir. Baje el fuego, luego cocine a fuego lento durante 30 minutos o hasta que el arroz esté cocido.

2. Mientras tanto, en una sartén, agregue la pechuga de pollo y vierta suficiente agua para cubrir, sazone con sal. Hervir la mezcla, luego reducir el fuego y dejar hervir a fuego lento durante 10 minutos.

3. Triture el pollo. Dejar de lado.

4. Calentar el aceite de oliva. Cocine los puerros hasta que estén tiernos. Agrega los champiñones.

5. Vierta vinagre de sidra de manzana en la mezcla. Sofreír la mezcla hasta que el vinagre se haya evaporado. Agregue la harina y la leche en la sartén.

Espolvoree queso parmesano y agregue crema agria. Sazone con pimienta negra.

6. Precaliente el horno a 350 grados F. Engrase ligeramente una cacerola con aceite.

7. Unte el arroz cocido en la cazuela, luego el pollo desmenuzado y las judías verdes encima. Agregue la salsa de champiñones y puerros.

Pon las almendras encima.

8. Hornee dentro de los 20 minutos o hasta que estén doradas. Deje enfriar antes de servir.

Información nutricional: Calorías 401 Carbohidratos: 54 g Grasas: 12 g Proteínas: 20 g

Jambalaya Jumble de camarones salteados

Porciones: 4

Tiempo de cocción: 30 minutos

Ingredientes:

10 onzas. camarones medianos, pelados

¼ de taza de apio picado ½ taza de cebolla picada

1 cucharada. aceite o mantequilla ¼ de cucharadita de ajo picado

¼ de cucharadita de sal de cebolla o sal marina

⅓ taza de salsa de tomate ½ cucharadita de pimentón ahumado

½ cucharadita de salsa Worcestershire

⅔ de taza de zanahorias picadas

1¼ tazas de salchicha de pollo, precocida y cortada en cubitos 2 tazas de lentejas, remojadas durante la noche y precocida 2 tazas de okra, picada

Una pizca de pimiento rojo triturado y queso parmesano de pimienta negra, rallado para cubrir (opcional) Direcciones:

1. Saltee los camarones, el apio y la cebolla con aceite en una sartén colocada a fuego medio-alto durante cinco minutos, o hasta que los camarones se pongan rosados.

2. Agregue el resto de los ingredientes y saltee durante 10

minutos, o hasta que las verduras estén tiernas.

3. Para servir, divida la mezcla de jambalaya en partes iguales entre cuatro tazones para servir.

4. Cubra con pimienta y queso, si lo desea.

Información nutricional: Calorías: 529 Grasa: 17,6 g Proteína: 26,4 g Carbohidratos: 98,4 g Fibra: 32,3 g

Porciones de pollo con chile

Porciones: 6

Tiempo de cocción: 1 hora

Ingredientes:

1 cebolla amarilla picada

2 cucharadas de aceite de oliva

2 dientes de ajo picados

1 libra de pechuga de pollo, sin piel, deshuesada y en cubos 1 pimiento verde picado

2 tazas de caldo de pollo

1 cucharada de cacao en polvo

2 cucharadas de chile en polvo

1 cucharadita de pimentón ahumado

1 taza de tomates enlatados, picados

1 cucharada de cilantro picado

Una pizca de sal y pimienta negra.

Direcciones:

1. Calentar una olla con el aceite a fuego medio, agregar la cebolla y el ajo y sofreír por 5 minutos.

2. Agrega la carne y dórala por 5 minutos más.

3. Agregue el resto de los ingredientes, mezcle, cocine a fuego medio durante 40 minutos.

4. Divida el chile en tazones y sirva para el almuerzo.

Información nutricional: calorías 300, grasa 2, fibra 10, carbohidratos 15, proteína 11

Porciones de sopa de ajo y lentejas

Porciones: 4

Tiempo de cocción: 15 minutos

Ingredientes:

2 cucharadas de aceite de oliva extra virgen

2 zanahorias medianas, en rodajas finas

1 cebolla blanca pequeña, cortada en dados de ¼ de pulgada

2 dientes de ajo, en rodajas finas

1 cucharadita de canela en polvo

1 cucharadita de sal

¼ de cucharadita de pimienta negra recién molida

3 tazas de caldo de verduras

1 lata (15 onzas) de lentejas, escurridas y enjuagadas 1 cucharada de ralladura de naranja picada o rallada

¼ de taza de nueces picadas (opcional)

2 cucharadas de perejil fresco de hoja plana finamente picado Direcciones:

1. Caliente el aceite a fuego alto en una olla grande.

2. Ponga las zanahorias, la cebolla y el ajo y saltee hasta que se ablanden, de 5 a 7

minutos.

3. Ponga la canela, la sal y la pimienta y revuelva para cubrir las verduras, de 1 a 2 minutos uniformemente.

4. Poner el caldo y hervir. Cocine a fuego lento, luego ponga las lentejas y cocine hasta 1 minuto.

5. Agregue la ralladura de naranja y sirva, espolvoreado con las nueces (si las usa) y el perejil.

Información nutricional: Calorías 201 Grasa total: 8 g Carbohidratos totales: 22 g Azúcar: 4 g Fibra: 8 g Proteína: 11 g Sodio: 1178 mg

Zesty Zucchini & Chicken In Classic Santa Fe Stir-fry (Salteado clásico de Santa Fe)

Porciones: 2

Tiempo de cocción: 15 minutos

Ingredientes:

1 cucharada. aceite de oliva

2 piezas de pechugas de pollo, en rodajas

1 pieza de cebolla, pequeña, cortada en cubitos

2 dientes de ajo, picados 1 pieza de calabacín, cortados en cubitos ½ taza de zanahorias, ralladas

1 cucharadita de pimentón ahumado 1 cucharadita de comino molido

½ cucharadita de chile en polvo ¼ de cucharadita de sal marina

2 cucharadas. jugo de limón fresco

¼ de taza de cilantro recién picado

Arroz integral o quinua, al servir

Direcciones:

1. Saltee el pollo con aceite de oliva durante unos 3 minutos hasta que se dore. Dejar de lado.

2. Utilice el mismo wok y agregue la cebolla y el ajo.

3. Cocine hasta que la cebolla esté tierna.

4. Agregue las zanahorias y el calabacín.

5. Revuelva la mezcla y cocine más durante aproximadamente un minuto.

6. Agregue todos los condimentos a la mezcla y revuelva para cocinar por un minuto más.

7. Regrese el pollo al wok y vierta el jugo de limón.

8. Revuelva para cocinar hasta que todo se cocine bien.

9. Para servir, coloque la mezcla sobre arroz cocido o quinua y cubra con el cilantro recién picado.

Información nutricional: Calorías: 191 Grasa: 5,3 g Proteína: 11,9 g Carbohidratos: 26,3 g Fibra: 2,5 g

Tacos de tilapia con impresionante ensalada de jengibre y sésamo

Porciones: 4

Tiempo de cocción: 5 horas.

Ingredientes:

1 cucharadita de jengibre fresco rallado

Sal y pimienta negra recién molida al gusto 1 cucharadita de stevia

1 cucharada de salsa de soja

1 cucharada de aceite de oliva

1 cucharada de jugo de limón

1 cucharada de yogur natural

1½ libras de filetes de tilapia

1 taza de mezcla para ensalada de col

Direcciones:

1. Encienda la olla instantánea, agregue todos los ingredientes, excepto los filetes de tilapia y la mezcla de ensalada de col, y revuelva hasta que estén bien combinados.

2. Luego agregue los filetes, mezcle hasta que estén bien cubiertos, cierre con la tapa, presione el

botón de 'cocción lenta' y cocine durante 5 horas, volteando los filetes a la mitad.

3. Cuando esté listo, transfiera los filetes a un plato y déjelos enfriar por completo.

4. Para preparar la comida, distribuya la mezcla de ensalada de col entre cuatro recipientes herméticos, agregue tilapia y refrigere hasta por tres días.

5. Cuando esté listo para comer, vuelva a calentar la tilapia en el microondas hasta que esté caliente y luego sírvala con ensalada de col.

Información nutricional: Calorías 278, Grasa total 7.4g, Carbohidratos totales 18.6g, Proteína 35.9g, Azúcar 1.2g, Fibra 8.2g, Sodio 194mg

Estofado de lentejas al curry

Porciones: 4

Tiempo de cocción: 15 minutos

Ingredientes:

1 cucharada de aceite de oliva

1 cebolla picada

2 dientes de ajo picados

1 cucharada de condimento de curry orgánico

4 tazas de caldo de verduras orgánico bajo en sodio 1 taza de lentejas rojas

2 tazas de calabaza, cocida

1 taza de col rizada

1 cucharadita de cúrcuma

Sal marina al gusto

Direcciones:

1. Sofreír el aceite de oliva con la cebolla y el ajo en una olla grande a fuego medio, agregar. Saltee durante 3 minutos.

2. Agregue el condimento de curry orgánico, el caldo de verduras y las lentejas, y deje hervir. Cocine durante 10 minutos.

3. Agregue la calabaza cocida y la col rizada.

4. Agregue la cúrcuma y la sal marina al gusto.

5. Sirva caliente.

Información nutricional: Carbohidratos totales 41 g Fibra dietética: 13 g Proteínas: 16 g Grasas totales: 4 g Calorías: 252

Ensalada César De Col Rizada Con Wrap De Pollo A La Parrilla

Porciones: 2

Tiempo de cocción: 20 minutos

Ingredientes:

6 tazas de col rizada, cortada en trozos pequeños del tamaño de un bocado

½ huevo cocido; cocido

8 onzas de pollo a la parrilla, en rodajas finas

½ cucharadita de mostaza de Dijon

¾ taza de queso parmesano, finamente rallado

pimienta negro

sal kosher

1 diente de ajo picado

1 taza de tomates cherry, cortados en cuartos

1/8 taza de jugo de limón, recién exprimido

2 tortillas grandes o dos panes planos Lavash

1 cucharadita de agave o miel

1/8 taza de aceite de oliva

Direcciones:

1. Combine la mitad del huevo cocido con mostaza, ajo picado, miel, aceite de oliva y jugo de limón en un tazón grande para mezclar. Batir hasta obtener una consistencia similar al aderezo. Sazone con pimienta y sal al gusto.

2. Agregue los tomates cherry, el pollo y la col rizada; revuelva suavemente hasta que esté bien cubierto con el aderezo y luego agregue ¼ de taza de parmesano.

3. Extienda los panes planos y distribuya uniformemente la ensalada preparada encima de los rollitos; espolvoree cada uno con aproximadamente ¼ de taza de parmesano.

4. Enrolle las envolturas y córtelas por la mitad. Sirva inmediatamente y disfrute.

Información nutricional: kcal 511 Grasas: 29 g Fibra: 2,8 g Proteínas: 50 g

Ensalada de frijoles y espinacas Porciones: 1

Tiempo de cocción: 5 minutos

Ingredientes:

1 taza de espinaca fresca

¼ de taza de frijoles negros enlatados

½ taza de garbanzos enlatados

½ taza de champiñones cremini

2 cucharadas de vinagreta balsámica orgánica 1 cucharada de aceite de oliva

Direcciones:

1. Cocine los champiñones cremini con el aceite de oliva a fuego lento, medio durante 5 minutos, hasta que estén ligeramente dorados.

2. Ensamble la ensalada agregando las espinacas frescas en un plato y cubriéndola con los frijoles, los champiñones y la vinagreta balsámica.

Información nutricional: Carbohidratos totales 26 g Fibra dietética: 8 g Proteína: 9 g Grasa total: 15 g Calorías: 274

Salmón en costra con nueces y romero

Porciones: 6

Tiempo de cocción: 20 minutos

Ingredientes:

1 diente de ajo picado

1 cucharada de mostaza de Dijon

¼ de cucharada de ralladura de limón

1 cucharada de jugo de limón

1 cucharada de romero fresco

1/2 cucharada de miel

Aceite de oliva

Perejil fresco

3 cucharadas de nueces picadas

1 libra de salmón sin piel

1 cucharada de pimiento rojo fresco triturado

Sal pimienta

Rodajas de limón para decorar

3 cucharadas de pan rallado Panko

1 cucharada de aceite de oliva extra virgen

Direcciones:

1. Extienda la bandeja para hornear en el horno y precaliéntela a 240ºC.

2. En un bol, mezcle la pasta de mostaza, el ajo, la sal, el aceite de oliva, la miel, el jugo de limón, el pimiento rojo triturado, el romero y la miel de pus.

3. Combine el panko, las nueces y el aceite y esparza una rodaja fina de pescado en la bandeja para hornear. Rocíe aceite de oliva por igual en ambos lados del pescado.

4. Coloque la mezcla de nueces sobre el salmón con la mezcla de mostaza encima.

5. Hornea el salmón casi por 12 minutos. Adorne con perejil fresco y rodajas de limón y sírvalo caliente.

<u>Información nutricional:</u> Calorías 227 Carbohidratos: 0 g Grasas: 12 g Proteínas: 29 g

Camote al horno con salsa roja Tahini

Porciones: 4

Tiempo de cocción: 30 minutos

Ingredientes:

15 onzas de garbanzos enlatados

4 batatas medianas

½ cucharada de aceite de oliva

1 pizca de sal

1 cucharada de jugo de lima

1/2 cucharada de comino, cilantro y pimentón en polvo para salsa de ajo y hierbas

¼ de taza de salsa tahini

½ cucharada de jugo de lima

3 dientes de ajo

Sal al gusto

Direcciones:

1. Precalentar el horno a 204 ° C. Mezcle los garbanzos con sal, especias y aceite de oliva. Extiéndalos sobre la hoja de aluminio.

2. Unte las rodajas finas de camote con aceite y colóquelas sobre frijoles marinados y hornee.

3. Para la salsa, mezcle todas las guarniciones en un bol. Agregue un poco de agua, pero manténgala espesa.

4. Retire las batatas del horno después de 25 minutos.

5. Adorne esta ensalada de garbanzos de camote al horno con salsa de ajo picante.

Información nutricional: Calorías 90 Carbohidratos: 20 g Grasas: 0 g Proteínas: 2 g

Porciones de sopa italiana de calabaza de verano

Porciones: 4

Tiempo de cocción: 15 minutos

Ingredientes:

3 cucharadas de aceite de oliva extra virgen

1 cebolla morada pequeña, finamente rebanada

1 diente de ajo picado

1 taza de calabacín rallado

1 taza de calabaza amarilla rallada

½ taza de zanahoria rallada

3 tazas de caldo de verduras

1 cucharadita de sal

2 cucharadas de albahaca fresca finamente picada

1 cucharada de cebollino fresco finamente picado

2 cucharadas de piñones

Direcciones:

1. Caliente el aceite a fuego alto en una olla grande.

2. Ponga la cebolla y el ajo y saltee hasta que se ablanden, de 5 a 7 minutos.

3. Agregue el calabacín, la calabaza amarilla y la zanahoria y saltee hasta que se ablanden, de 1 a 2 minutos.

4. Agregue el caldo y la sal y hierva. Cocine a fuego lento dentro de 1 a 2 minutos.

5. Agregue la albahaca y el cebollino y sirva, espolvoreado con los piñones.

Información nutricional: Calorías 172 Grasa total: 15 g Carbohidratos totales: 6 g Azúcar: 3 g Fibra: 2 g Proteína: 5 g Sodio: 1170 mg

Porciones de sopa de azafrán y salmón

Porciones: 4

Tiempo de cocción: 20 minutos

Ingredientes:

¼ taza de aceite de oliva extra virgen

2 puerros, solo las partes blancas, en rodajas finas

2 zanahorias medianas, en rodajas finas

2 dientes de ajo, en rodajas finas

4 tazas de caldo de verduras

1 libra de filetes de salmón sin piel, cortados en trozos de 1 pulgada 1 cucharadita de sal

¼ de cucharadita de pimienta negra recién molida

¼ de cucharadita de hebras de azafrán

2 tazas de espinacas tiernas

½ taza de vino blanco seco

2 cucharadas de cebolletas picadas, tanto la parte blanca como la verde 2 cucharadas de perejil fresco de hoja plana finamente picado <u>Direcciones:</u>

1. Caliente el aceite a fuego alto en una olla grande.

2. Agregue los puerros, las zanahorias y el ajo y saltee hasta que se ablanden, de 5 a 7

minutos.

3. Poner el caldo y hervir.

4. Cocine a fuego lento y agregue el salmón, la sal, la pimienta y el azafrán. Cocine hasta que el salmón esté bien cocido, unos 8 minutos.

5. Agregue las espinacas, el vino, las cebolletas y el perejil y cocine hasta que las espinacas se ablanden, de 1 a 2 minutos, y sirva.

<u>Información nutricional:</u> Calorías 418 Grasa total: 26 g Carbohidratos totales: 13 g Azúcar: 4 g Fibra: 2 g Proteína: 29 g Sodio: 1455 mg

Sopa de champiñones y camarones picantes y agrios con sabor tailandés

Porciones: 6

Tiempo de cocción: 38 minutos

Ingredientes:

3 cucharadas de mantequilla sin sal

1 libra de camarones, pelados y desvenados

2 cucharaditas de ajo picado

Trozo de raíz de jengibre de 1 pulgada, pelado

1 cebolla mediana, cortada en cubitos

1 chile rojo tailandés, picado

1 tallo de limoncillo

½ cucharadita de ralladura de lima fresca

Sal y pimienta negra recién molida, al gusto 5 tazas de caldo de pollo

1 cucharada de aceite de coco

½ libra de champiñones cremini, cortados en rodajas

1 calabacín verde pequeño

2 cucharadas de jugo de lima fresco

2 cucharadas de salsa de pescado

¼ manojo de albahaca tailandesa fresca, picada

¼ manojo de cilantro fresco picado

Direcciones:

1. Tome una olla grande, colóquela a fuego medio, agregue la mantequilla y cuando se derrita agregue los camarones, el ajo, el jengibre, la cebolla, los chiles, el limoncillo y la ralladura de lima, sazone con sal y pimienta negra y cocine por 3 minutos.

2. Vierta el caldo, cocine a fuego lento durante 30 minutos y luego cuele.

3. Tome una sartén grande a fuego medio, agregue el aceite y cuando esté caliente, agregue los champiñones y el calabacín, sazone más con sal y pimienta negra y cocine por 3 minutos.

4. Agregue la mezcla de camarones en la sartén, cocine a fuego lento durante 2 minutos, rocíe con jugo de limón y salsa de pescado y cocine por 1 minuto.

5. Pruebe para ajustar el condimento, luego retire la sartén del fuego, decore con cilantro y albahaca y sirva.

Información nutricional: Calorías 223, Grasa total 10,2 g, Carbohidratos totales 8,7 g, Proteína 23 g, Azúcar 3,6 g, Sodio 1128 mg

Orzo con tomates secos Ingredientes:

1 libra de pechugas de pollo deshuesadas y sin piel, cortadas en cubitos de 3/4 de pulgada

1 cucharada + 1 cucharadita de aceite de oliva

Sal y pimienta oscura molida crujiente

2 dientes de ajo picados

1/4 taza (8 oz) de pasta orzo seca

2 3/4 tazas de caldo de pollo bajo en sodio, en ese punto más variado (no utilice jugos comunes, será excesivamente salado) 1/3 taza de partes de tomate deshidratado rellenas de aceite con hierbas (alrededor de 12 partes. Sacuda una porción del aceite en abundancia), finamente picado en un procesador de alimentos

1/2 - 3/4 taza de queso cheddar parmesano finamente destruido, al gusto
1/3 taza de albahaca crujiente cortada

Direcciones:

1. Caliente 1 cucharada de aceite de oliva en un recipiente para saltear a fuego medio-alto.

2. Una vez que esté reluciente, incluya el pollo, sazone suavemente con sal y pimienta y cocine hasta que esté brillante, alrededor de 3 minutos en ese

punto, gire hacia los lados inversos y cocine hasta que tenga un color oscuro brillante y esté bien cocido, alrededor de 3 minutos. Mueva el pollo a un plato, extiéndalo con papel de aluminio para mantenerlo caliente.

3. Incluya 1 cucharadita de aceite de oliva para saltear el plato; en ese punto, incluya el ajo y saltee durante 20 segundos, o solo hasta que esté delicadamente brillante, en ese momento vierta los jugos de pollo mientras raspa los trozos cocidos de la base de la sartén.

4. Caliente el caldo hasta el punto de ebullición en ese punto, incluya la pasta orzo, reduzca el calor a una sartén mediana con la tapa y deje burbujear delicadamente 5 minutos en ese punto, revele, mezcle y siga burbujeando hasta que el orzo esté delicado, alrededor de 5 minutos más tiempo, mezclando a veces (no se preocupe si todavía hay un poco de jugo, le dará un poco de picadura).

5. Cuando la pasta se haya cocido completamente, arroje el pollo con orzo en ese punto, extráigalo del fuego. Incluya queso cheddar parmesano y mezcle hasta que se disuelva, en ese punto agregue los tomates secados al sol, la albahaca y sazone

con pimienta (no debe necesitar sal, pero incluya un poco en caso de que crea que la necesita).

6. Agregue más jugos para diluir cuando quiera (a medida que la pasta descanse absorberá abundancia de líquido y lo disfruté con algo de sobreabundancia, así que incluí algo más). Sirva caliente.

Porciones de sopa de champiñones y remolacha

Porciones: 4

Tiempo de cocción: 40 minutos

Ingredientes:

2 cucharadas de aceite de oliva

1 cebolla amarilla picada

2 remolachas, peladas y cortadas en cubos grandes

1 libra de champiñones blancos, en rodajas

2 dientes de ajo picados

1 cucharada de pasta de tomate

5 tazas de caldo de verduras

1 cucharada de perejil picado

Direcciones:

1. Calentar una olla con el aceite a fuego medio, agregar la cebolla y el ajo y sofreír por 5 minutos.

2. Agregue los champiñones, revuelva y saltee por 5 minutos más.

3. Agregue la remolacha y los demás ingredientes, lleve a fuego lento y cocine a fuego medio durante 30 minutos más, revolviendo de vez en cuando.

4. Sirva la sopa en tazones y sírvala.

Información nutricional: calorías 300, grasa 5, fibra 9, carbohidratos 8, proteína 7

Ingredientes de albóndigas de pollo y parmesano:

2 libras de pollo molido

3/4 taza de pan rallado panko panko sin gluten funcionará bien 1/4 taza de cebolla finamente picada

2 cucharadas de perejil picado

2 dientes de ajo picados

levántate y listo de 1 limón pequeño alrededor de 1 cucharadita 2 huevos

3/4 taza de queso pecorino romano o queso parmesano rallado 1 cucharadita de sal genuina

1/2 cucharadita de pimienta oscura molida crujiente

1 cuarto de salsa marinara de cinco minutos

4-6 onzas de mozzarella cortada crujiente

Direcciones:

1. Precaliente la estufa a 400 grados, colocando la parrilla en el tercio superior del asador. En un bol grande, unir todo menos la marinara y la mozzarella. Combine suavemente, utilizando sus manos o una cuchara enorme. Saque y forme pequeñas albóndigas y colóquelas en una hoja

calefactora forrada con papel de aluminio. Ubique las albóndigas genuinamente cerca una de la otra en el plato para que encajen. Vierta aproximadamente media cucharada de salsa sobre cada albóndiga. Calentar durante 15 minutos.

2. Saque las albóndigas de la estufa y aumente la temperatura del asador para cocinar. Vierta media cucharada extra de salsa sobre cada albóndiga y cubra con un cuadradito de mozzarella. (Corté los cortes ligeros en trozos de alrededor de 1 "cuadrado.) Ase 3 minutos más, hasta que el queso cheddar se haya ablandado y se vuelva brillante. Preséntelo con salsa extra. ¡Apreciado!

Ingredientes de Albóndigas Alla Parmigiana:

Para las albóndigas

1.5 libras de hamburguesa molida (80/20)

2 cucharadas de perejil crujiente, picado

3/4 taza de queso cheddar de parmesano molido

1/2 taza de harina de almendras

2 huevos

1 cucharadita de sal en forma

1/4 cucharadita de pimienta oscura molida

1/4 cucharadita de ajo en polvo

1 cucharadita de gotas de cebolla secas

1/4 cucharadita de orégano seco

1/2 taza de agua tibia

Para la Parmigiana

1 taza de salsa marinara keto simple (o cualquier marinara sin azúcar adquirida localmente)

4 oz de queso cheddar de mozzarella

Direcciones:

1. Junte la totalidad de las albóndigas en un tazón grande y mezcle bien.

2. Estructurar en quince albóndigas de 2".

3. Prepare a 350 grados (F) durante 20 minutos O fría en una sartén enorme a fuego medio hasta que esté bien cocido. Consejo ace: pruebe a dorar en aceite de tocino en caso de que tenga alguno, incluye otro grado de sabor. Fricasseeing produce el sombreado brillante de color oscuro que aparece en las fotografías de arriba.

4. Para la Parmigiana:

5. Coloque las albóndigas cocidas en un plato apto para estufa.

6. Vierta aproximadamente 1 cucharada de salsa sobre cada albóndiga.

7. Unte con aproximadamente 1/4 oz de queso cheddar mozzarella cada uno.

8. Prepare a 350 grados (F) durante 20 minutos (40 minutos si las albóndigas están solidificadas) o hasta que estén calientes y el queso cheddar esté brillante.

9. Embellecimiento con perejil nuevo cuando se desee.

Pan de Pechuga de Pavo con Verduras Doradas

Porciones: 4

Tiempo de cocción: 45 minutos

Ingredientes:

2 cucharadas de mantequilla sin sal, a temperatura ambiente 1 calabaza bellota mediana, sin semillas y en rodajas finas 2 remolachas doradas grandes, peladas y en rodajas finas ½ cebolla amarilla mediana, en rodajas finas

½ pechuga de pavo deshuesada y con piel (1 a 2 libras) 2 cucharadas de miel

1 cucharadita de sal

1 cucharadita de cúrcuma

¼ de cucharadita de pimienta negra recién molida

1 taza de caldo de pollo o caldo de verduras

Direcciones:

1. Precaliente el horno a 400 ° F. Engrasa la bandeja para hornear con mantequilla.

2. Coloque la calabaza, la remolacha y la cebolla en una sola capa sobre la bandeja para hornear. Coloque el pavo con la piel hacia arriba. Rocíe con la miel.

Condimente con la sal, la cúrcuma y la pimienta y agregue el caldo.

3. Ase hasta que el pavo registre 165 ° F en el centro con un termómetro de lectura instantánea, de 35 a 45 minutos. Retirar y dejar reposar durante 5 minutos.

4. Cortar y servir.

Información nutricional: Calorías 383 Grasa total: 15 g Carbohidratos totales: 25 g Azúcar: 13 g Fibra: 3 g Proteína: 37 g Sodio: 748 mg

Carne de cerdo cremosa y tomates Porciones: 4

Tiempo de cocción: 35 minutos

Ingredientes:

2 libras de carne de cerdo para estofado, en cubos

2 cucharadas de aceite de aguacate

1 taza de tomates en cubos

1 taza de crema de coco

1 cucharada de menta picada

1 chile jalapeño, picado

Una pizca de sal marina y pimienta negra.

1 cucharada de ají picante

2 cucharadas de jugo de limón

Direcciones:

1. Calentar una sartén con el aceite a fuego medio, agregar la carne y dorar por 5 minutos.

2. Agrega el resto de los ingredientes, revuelve, cocina a fuego medio por 30 minutos más, divide en platos y sirve.

Información nutricional: calorías 230, grasa 4, fibra 6, carbohidratos 9, proteína 14

Porciones de lomo de limón Porciones: 2

Tiempo de cocción: 25 minutos

Ingredientes:

¼ de cucharadita de condimento za'atar

Ralladura de 1 limón

½ cucharadita de tomillo seco

¼ de cucharadita de ajo en polvo

¼ de cucharadita de sal

1 cucharada de aceite de oliva

1 (8 onzas / 227 g) de lomo de cerdo, con la piel de una astilla recortada

Direcciones:

1. Precaliente el horno a 425ºF (220ºC).

2. Combine el condimento za'atar, la ralladura de limón, el tomillo, el ajo en polvo y la sal en un tazón, luego frote el lomo de cerdo con la mezcla por ambos lados.

3. Caliente el aceite de oliva en una sartén para horno a fuego medio-alto hasta que brille.

4. Agregue el lomo de cerdo y dore durante 6 minutos o hasta que se dore.

Dale la vuelta al cerdo a la mitad del tiempo de cocción.

5. Coloque la sartén en el horno precalentado y ase durante 15 minutos o hasta que un termómetro de lectura instantánea insertado en la parte más gruesa del lomo registre al menos 145ºF (63ºC).

6. Transfiera el lomo cocido a un plato grande y déjelo enfriar unos minutos antes de servir.

Información nutricional: calorías: 184; grasa: 10,8 g; carbohidratos: 1,2 g; fibra: 0 g; proteína: 20,1 g; sodio: 358 mg

Pollo Con Brócoli Porciones: 4

Ingredientes:

1 cebolla blanca pequeña picada

1½ taza caldo de pollo bajo en grasa y sodio

Pimienta negra recién molida

2 c. brócoli picado

1 libra de muslos de pollo en cubos, sin piel y deshuesados 2 dientes de ajo picados

Direcciones:

1. En una olla de cocción lenta, agregue todos los ingredientes y mezcle bien.

2. Ponga la olla de cocción lenta a fuego lento.

3. Cubra y cocine por 4-5 horas.

4. Sirva caliente.

Información nutricional: Calorías: 300, Grasas: 9 g, Carbohidratos: 19 g, Proteínas: 31 g, Azúcares: 6 g, Sodio: 200 mg

Solomillo de pollo crujiente Porciones: 4

Tiempo de cocción: 15 minutos

Ingredientes:

1 huevo batido

8 solomillo de pollo

2 cucharadas de aceite de aguacate

½ taza de pan rallado

Direcciones:

1. Precaliente su freidora a 350 grados F.

2. Sumerja el pollo en el huevo.

3. Mezclar el aceite y el pan rallado.

4. Cubra el pollo con esta mezcla.

5. Agregue a la canasta de la freidora.

6. Cocine por 15 minutos.

Carne De Cerdo Con Champiñones Y Pepinos

Porciones: 4

Tiempo de cocción: 25 minutos

Ingredientes:

2 cucharadas de aceite de oliva

½ cucharadita de orégano seco

4 chuletas de cerdo

2 dientes de ajo picados

Zumo de 1 lima

¼ de taza de cilantro picado

Una pizca de sal marina y pimienta negra.

1 taza de champiñones blancos, cortados por la mitad

2 cucharadas de vinagre balsámico

Direcciones:

1. Calentar una sartén con el aceite a fuego medio, agregar las chuletas de cerdo y dorar por 2 minutos por cada lado.

2. Agregue el resto de los ingredientes, mezcle, cocine a fuego medio por 20 minutos, divida en platos y sirva.

Información nutricional: calorías 220, grasa 6, fibra 8, carbohidratos 14.2, proteína 20

Porciones de palillos de pollo Porciones: 4

Ingredientes:

¼ c. cebolla picada en cubitos

1 paquete de fideos Chow Mein cocidos

Pimienta molida fresca

2 latas de crema de champiñones

1 ¼ c. el apio en rodajas

1 c. nueces de anacardo

2 c. pollo cocido en cubos

½ taza agua

Direcciones:

1. Precaliente el horno a 375 ° F.

2. En una olla apta para horno, verter ambas latas de crema de champiñones y agua. Mezclar hasta que esté combinado.

3. Agregue el pollo cocido en cubos, la cebolla, el apio, la pimienta y los anacardos a la sopa. Revuelva hasta que esté combinado. Agregue la mitad de los fideos a la mezcla, revuelva hasta que estén cubiertos.

4. Cubra la cazuela con el resto de los fideos.

5. Coloque la olla en el horno. Hornea por 25 minutos.

6. Sirva inmediatamente.

Información nutricional: Calorías: 201, Grasas: 17 g, Carbohidratos: 15 g, Proteínas: 13 g, Azúcares: 7 g, Sodio: 10 mg

Pollo Asado Balsámico Porciones: 4

Ingredientes:

1 cucharada. romero fresco picado

1 diente de ajo picado

Pimienta negra

1 cucharada. aceite de oliva

1 cucharadita azúcar morena

6 ramitas de romero

1 pollo entero

½ taza vinagre balsámico

Direcciones:

1. Combine el ajo, el romero picado, la pimienta negra y el aceite de oliva. Frote el pollo con la mezcla de aceite de oliva a base de hierbas.

2. Ponga 3 ramitas de romero en la cavidad del pollo.

3. Coloque el pollo en una bandeja para hornear y ase a 400F durante aproximadamente 1 hora. 30 minutos.

4. Cuando el pollo esté dorado y los jugos salgan claros, transfiéralo a una fuente para servir.

5. En una cacerola disuelva el azúcar en vinagre balsámico a fuego lento.

No hierva.

6. Corte el pollo y cubra con la mezcla de vinagre.

Información nutricional: Calorías: 587, Grasas: 37,8 g, Carbohidratos: 2,5 g, Proteínas: 54,1

g, Azúcares: 0 g, Sodio: 600 mg

Porciones de bistec y champiñones Porciones: 4

Tiempo de cocción: 15 minutos

Ingredientes:

2 cucharadas de aceite de oliva

8 oz. champiñones, en rodajas

½ cucharadita de ajo en polvo

1 libra de bistec, cortado en cubos

1 cucharadita (5 ml) de salsa Worcestershire

Pimienta al gusto

Direcciones:

1. Precaliente su freidora a 400 grados F.

2. Combine todos los ingredientes en un tazón.

3. Transfiera a la canasta de la freidora.

4. Cocine por 15 minutos, agitando la canasta dos veces.

Extremidades de carne Porciones: 4

Tiempo de cocción: 12 minutos

Ingredientes:

2 cucharaditas de cebolla en polvo

1 cucharadita de ajo en polvo

2 cucharaditas de romero picado

1 cucharadita de pimentón

2 cucharadas de amino de coco bajo en sodio

Pimienta al gusto

1 libra de bistec, cortado en tiras

Direcciones:

1. Mezcle todas las especias y condimentos en un bol.

2. Agregue las tiras de bistec.

3. Deje marinar durante 10 minutos.

4. Agregue a la canasta de la freidora.

5. Cocine a 380 grados F durante 12 minutos, agitando una o dos veces a la mitad de la cocción.

Porciones de Pollo con Durazno Porciones: 4-5

Ingredientes:

2 dientes de ajo picados

¼ c. vinagre balsámico

4 duraznos en rodajas

4 pechugas de pollo deshuesadas y sin piel

¼ c. albahaca picada

1 cucharada. aceite de oliva

1 chalota picada

¼ de cucharadita pimienta negra

Direcciones:

1. Calentar el aceite en una cacerola a fuego medio-alto.

2. Agregue la carne y sazone con pimienta negra; freír durante 8 minutos por cada lado y dejar reposar en un plato.

3. En la misma sartén, agregue la chalota y el ajo; revuelva y cocine por 2 minutos.

4. Agregue los duraznos; revuelva y cocine por 4-5 minutos más.

5. Agregue el vinagre, el pollo cocido y la albahaca; revuelva y cocine a fuego lento tapado durante 3-4 minutos más.

6. Sirva caliente.

Información nutricional: Calorías: 270, Grasas: 0 g, Carbohidratos: 6,6 g, Proteínas: 1,5 g, Azúcares: 24 g, Sodio: 87 mg

Porciones de carne molida de cerdo

Porciones: 4

Tiempo de cocción: 15 minutos

Ingredientes:

2 dientes de ajo picados

2 chiles rojos picados

2 cucharadas de aceite de oliva

2 libras de carne de cerdo para estofado, molida

1 pimiento rojo picado

1 pimiento verde picado

1 tomate en cubos

½ taza de champiñones, cortados por la mitad

Una pizca de sal marina y pimienta negra.

1 cucharada de albahaca picada

2 cucharadas de aminoácidos de coco

Direcciones:

1. Calentar una sartén con el aceite a fuego medio, agregar el ajo, los chiles, los pimientos morrones, el tomate y los champiñones y sofreír por 5 minutos.

2. Agrega la carne y el resto de los ingredientes, revuelve, cocina a fuego medio por 10 minutos más, divide en platos y sirve.

Información nutricional: calorías 200, grasa 3, fibra 5, carbohidratos 7, proteína 17

Cerdo con perejil y alcachofas Porciones: 4

Tiempo de cocción: 35 minutos

Ingredientes:

2 cucharadas de vinagre balsámico

1 taza de corazones de alcachofa en lata, escurridos y cortados en cuartos 2 cucharadas de aceite de oliva

2 libras de carne de cerdo para estofado, en cubos

2 cucharadas de perejil picado

1 cucharadita de comino, molido

1 cucharadita de cúrcuma en polvo

2 dientes de ajo picados

Una pizca de sal marina y pimienta negra.

Direcciones:

1. Calentar una sartén con el aceite a fuego medio, agregar la carne y dorar por 5 minutos.

2. Agrega las alcachofas, el vinagre y los demás ingredientes, revuelve, cocina a fuego medio por 30 minutos, divide en platos y sirve.

Información nutricional: calorías 260, grasa 5, fibra 4, carbohidratos 11, proteína 20

Cerdo con batatas y tomillo Porciones: 4

Tiempo de cocción: 35 minutos

Ingredientes:

2 batatas, peladas y cortadas en gajos 4 chuletas de cerdo

3 cebolletas picadas

1 cucharada de tomillo picado

2 cucharadas de aceite de oliva

4 dientes de ajo picados

Una pizca de sal marina y pimienta negra.

½ taza de caldo de verduras

½ cucharada de cebollino picado

Direcciones:

1. En una fuente para asar, combine las chuletas de cerdo con las papas y los otros ingredientes, mezcle suavemente y cocine a 390 grados F por 35 minutos.

2. Divida todo entre platos y sirva.

Información nutricional: calorías 210, grasa 12.2, fibra 5.2, carbohidratos 12, proteína 10

Mezcla de cerdo al curry Porciones: 4

Tiempo de cocción: 30 minutos

Ingredientes:

2 cucharadas de aceite de oliva

4 cebolletas picadas

2 dientes de ajo picados

2 libras de carne de cerdo para estofado, en cubos

2 cucharadas de pasta de curry rojo

1 cucharadita de pasta de chile

2 cucharadas de vinagre balsámico

¼ taza de caldo de verduras

¼ taza de perejil picado

Direcciones:

1. Calentar una sartén con el aceite a fuego medio-alto, agregar las cebolletas y el ajo y sofreír por 5 minutos.

2. Agrega la carne y dora por 5 minutos más.

3. Agregue los ingredientes restantes, mezcle, cocine a fuego medio durante 20 minutos, divida en platos y sirva.

Información nutricional: calorías 220, grasa 3, fibra 4, carbohidratos 7, proteína 12

Pollo Salteado Y Brócoli Porciones: 4

Tiempo de cocción: 10 minutos

Ingredientes:

3 cucharadas de aceite de oliva extra virgen

1½ tazas de floretes de brócoli

680 g (1½ libras) de pechugas de pollo deshuesadas y sin piel, cortadas en trozos pequeños

½ cebolla picada

½ cucharadita de sal marina

⅛ cucharadita de pimienta negra recién molida

3 dientes de ajo picados

2 tazas de arroz integral cocido

Direcciones:

1. Caliente el aceite de oliva en una sartén antiadherente grande a fuego medio-alto hasta que brille.

2. Agregue el brócoli, el pollo y la cebolla a la sartén y revuelva bien.

Sazone con sal marina y pimienta negra.

3. Sofría durante unos 8 minutos o hasta que el pollo esté dorado y bien cocido.

4. Agregue el ajo y cocine por 30 segundos, revolviendo constantemente, o hasta que el ajo esté fragante.

5. Retirar del fuego a un plato y servir sobre el arroz integral cocido.

Información nutricional: calorías: 344; grasas: 14,1 g; proteína: 14,1 g; carbohidratos: 40,9 g; fibra: 3,2 g; azúcar: 1,2 g; sodio: 275 mg

Porciones de pollo y brócoli Porciones: 4

Ingredientes:

2 dientes de ajo picados

4 pechugas de pollo deshuesadas y sin piel

½ taza crema de coco

1 cucharada. orégano picado

2 c. floretes de brócoli

1 cucharada. aceite de oliva ecológico

1 c. cebollas rojas picadas

Direcciones:

1. Caliente una sartén mientras usa el aceite a fuego medio-alto, agregue las pechugas de pollo y cocine por 5 minutos por cada lado.

2. Agregue la cebolla y el ajo, revuelva y cocine por 5 minutos más.

3. Agrega el orégano, el brócoli y la crema, revuelve todo, cocina por diez minutos más, divide en platos y sirve.

4. ¡Disfruta!

Información nutricional: Calorías: 287, Grasas: 10 g, Carbohidratos: 14 g, Proteínas: 19 g, Azúcares: 10 g, Sodio: 1106 mg

Pollo al horno mediterráneo con verduras

Porciones: 4

Tiempo de cocción: 20 minutos

Ingredientes:

4 (4 onzas / 113 g) de pechugas de pollo deshuesadas y sin piel 2 cucharadas de aceite de aguacate

1 taza de champiñones cremini en rodajas

1 taza de espinaca fresca picada empaquetada

1 pinta de tomates cherry, cortados por la mitad

½ taza de albahaca fresca picada

½ cebolla morada, finamente rebanada

4 dientes de ajo picados

2 cucharaditas de vinagre balsámico

Direcciones:

1. Precaliente el horno a 400ºF (205ºC).

2. Coloque la pechuga de pollo en una fuente para hornear grande y úntela generosamente con aceite de aguacate.

3. Mezcle los champiñones, las espinacas, los tomates, la albahaca, la cebolla roja, los clavos y el vinagre en un tazón mediano y mezcle para combinar. Esparce cada pechuga de pollo con ¼ de la mezcla de verduras.

4. Hornee en el horno precalentado durante unos 20 minutos, o hasta que la temperatura interna alcance al menos 165ºF (74ºC) y los jugos salgan claros al pincharlos con un tenedor.

5. Deje reposar el pollo durante 5 a 10 minutos antes de cortarlo para servirlo.

Información nutricional: calorías: 220; grasas: 9,1 g; proteína: 28,2 g; carbohidratos: 6,9 g; fibra: 2,1 g; azúcar: 6,7 g; sodio: 310 mg

Drummies de pollo de Hidden Valley Porciones: 6 - 8

Ingredientes:

2 cucharadas Salsa picante

½ taza mantequilla derretida

Tallos de apio

2 paquetes de mezcla seca de aderezo Hidden Valley

3 cucharadas Vinagre

12 muslos de pollo

Pimenton

Direcciones:

1. Precaliente el horno a 350 ° F.

2. Enjuague y seque el pollo.

3. En un bol licuar el aderezo seco, la mantequilla derretida, el vinagre y la salsa picante. Revuelva hasta que esté combinado.

4. Coloque las baquetas en una bolsita de plástico grande, vierta la salsa sobre las baquetas. Masajea la salsa hasta que las baquetas estén cubiertas.

5. Coloque el pollo en una sola capa en una fuente para hornear. Espolvorea con pimentón.

6. Hornee durante 30 minutos, volteando hasta la mitad.

7. Sirva con crudité o ensalada.

<u>Información nutricional:</u> Calorías: 155, Grasas: 18 g, Carbohidratos: 96 g, Proteínas: 15 g, Azúcares: 0,7 g, Sodio: 340 mg

Pollo Balsámico Y Frijoles Porciones: 4

Ingredientes:

1 libra de judías verdes frescas cortadas

¼ c. vinagre balsámico

2 chalotas en rodajas

2 cucharadas Hojuelas de pimienta roja

4 pechugas de pollo deshuesadas y sin piel

2 dientes de ajo picados

3 cucharadas Aceite de oliva virgen extra

Direcciones:

1. Combine 2 cucharadas de aceite de oliva con el vinagre balsámico, el ajo y las chalotas. Viértelo sobre las pechugas de pollo y refrigere durante la noche.

2. Al día siguiente, precaliente el horno a 375 ° F.

3. Saque el pollo de la marinada y colóquelo en una fuente para hornear poco profunda. Deseche el resto de la marinada.

4. Hornee en el horno durante 40 minutos.

5. Mientras se cocina el pollo, hierva una olla grande con agua.

6. Coloque las judías verdes en el agua y déjelas cocinar durante cinco minutos y luego escurra.

7. Caliente una cucharada de aceite de oliva en la olla y devuelva las judías verdes después de enjuagarlas.

8. Mezcle con hojuelas de pimiento rojo.

<u>Información nutricional:</u> Calorías: 433, Grasas: 17,4 g, Carbohidratos: 12,9 g, Proteínas: 56,1

g, Azúcares: 13 g, Sodio: 292 mg

Porciones de cerdo italiano Porciones: 6

Tiempo de cocción: 1 hora

Ingredientes:

2 libras de cerdo asado

3 cucharadas de aceite de oliva

2 cucharaditas de orégano seco

1 cucharada de condimento italiano

1 cucharadita de romero seco

1 cucharadita de albahaca seca

3 dientes de ajo picados

¼ taza de caldo de verduras

Una pizca de sal y pimienta negra.

Direcciones:

1. En una bandeja para hornear, combine el asado de cerdo con el aceite, el orégano y los otros ingredientes, mezcle y hornee a 390 grados F durante 1 hora.

2. Cortar el asado en rodajas, dividirlo junto con los demás ingredientes entre platos y servir.

Información nutricional: calorías 580, grasa 33.6, fibra 0.5, carbohidratos 2.3, proteína 64.9

Pollo Y Coles De Bruselas Porciones: 4

Ingredientes:

1 manzana sin corazón, pelada y picada

1 cebolla amarilla picada

1 cucharada. aceite de oliva ecológico

3 c. coles de Bruselas ralladas

1 libra de carne de pollo molida

Pimienta negra

Direcciones:

1. Caliente una sartén mientras usa aceite a fuego medio-alto, agregue el pollo, revuelva y dore por 5 minutos.

2. Agregue las coles de Bruselas, la cebolla, la pimienta negra y la manzana, revuelva, cocine por 10 minutos, divida en tazones y sirva.

3. ¡Disfruta!

Información nutricional: Calorías: 200, Grasas: 8 g, Carbohidratos: 13 g, Proteínas: 9 g, Azúcares: 3.3 g, Sodio: 194 mg

Ingredientes de Chicken Divan

1 c. picatostes

1 c. trozos de brócoli cocidos y cortados en cubitos

½ taza agua

1 c. queso cheddar rallado extra fuerte

½ libra de trozos de pollo cocido deshuesados y sin piel 1 lata de sopa de champiñones

Direcciones:

1. Precaliente el horno a 350 ° F

2. En una olla grande, caliente la sopa y el agua. Agrega el pollo, el brócoli y el queso. Combine bien.

3. Vierta en una fuente para hornear engrasada.

4. Coloque los picatostes sobre la mezcla.

5. Hornee por 30 minutos o hasta que la cazuela burbujee y los picatostes estén dorados.

Información nutricional: Calorías: 380, Grasas: 22 g, Carbohidratos: 10 g, Proteínas: 25 g, Azúcares: 2 g, Sodio: 475 mg

Porciones de pollo parmesano Porciones: 4

Tiempo de cocción: 10 minutos

Ingredientes:

4 filetes de pechuga de pollo

2 cucharaditas de ajo en polvo

2 cucharaditas de condimento italiano

Pimienta al gusto

¼ taza de queso parmesano

½ taza de pan rallado

1 taza de pan rallado

2 huevos batidos

Spray para cocinar

Direcciones:

1. Aplana la pechuga de pollo con un mazo de carne.

2. Sazone con ajo en polvo, condimento italiano y pimienta.

3. Mezcle la harina de almendras y el queso parmesano en un bol.

4. Agregue los huevos a otro tazón.

5. Sumerja el filete de pollo en los huevos y luego en la harina.

6. Rocíe con aceite.

7. Coloque en la freidora.

8. Cocine a 350 grados F durante 10 minutos por lado.

Suntuoso pollo al curry indio porciones

Porciones: 6

Tiempo de cocción: 20 minutos

Ingredientes:

2 cucharadas de aceite de coco, divididas

2 (4 onzas / 113 g) de pechugas de pollo deshuesadas y sin piel, cortadas en trozos pequeños

2 zanahorias medianas, cortadas en cubitos

1 cebolla blanca pequeña, cortada en cubitos

1 cucharada de jengibre fresco picado

6 dientes de ajo picados

1 taza de guisantes dulces, cortados en cubitos

1 lata (5,4 onzas / 153 g) de crema de coco sin azúcar 1 cucharada de salsa de pescado sin azúcar

1 taza de caldo de pollo bajo en sodio

½ taza de tomates cortados en cubitos, con jugo

1 cucharada de curry en polvo

¼ de cucharadita de sal marina

Pizca de pimienta de cayena, al gusto

Pimienta negra recién molida, al gusto

¼ taza de agua filtrada

Direcciones:

1. Caliente 1 cucharada de aceite de coco en una sartén antiadherente a fuego medio-alto hasta que se derrita.

2. Agregue las pechugas de pollo a la sartén y cocine por 15 minutos o hasta que un termómetro de lectura instantánea insertado en la parte más gruesa de las pechugas de pollo registre al menos 165ºF (74ºC). Dale la vuelta a las pechugas de pollo a la mitad del tiempo de cocción.

3. Mientras tanto, en una sartén aparte, caliente el aceite de coco restante a fuego medio hasta que se derrita.

4. Agregue las zanahorias, la cebolla, el jengibre y el ajo a la sartén y saltee durante 5 minutos o hasta que estén fragantes y la cebolla esté transparente.

5. Agregue los guisantes, la crema de coco, la salsa de pescado, el caldo de pollo, los tomates, el curry en polvo, la sal, la pimienta de cayena, la pimienta negra y el agua a la sartén. Revuelva para mezclar bien.

6. Llevar a ebullición. Reduzca el fuego a medio-bajo y luego cocine a fuego lento durante 10 minutos.

7. Agregue el pollo cocido a la segunda sartén, luego cocine por 2

más minutos para combinar bien.

8. Vierta el curry en un plato grande y sírvalo inmediatamente.

<u>Información nutricional:</u> calorías: 223; grasas: 15,7 g; proteína: 13,4 g; carbohidratos: 9.4g

; fibra: 3,0 g; azúcar: 2,3 g; sodio: 673 mg

Cerdo con Salsa Balsámica de Cebolla

Porciones: 4

Tiempo de cocción: 35 minutos

Ingredientes:

1 cebolla amarilla picada

4 cebolletas picadas

2 cucharadas de aceite de aguacate

1 cucharada de romero picado

1 cucharada de ralladura de limón rallada

2 libras de cerdo asado, en rodajas

2 cucharadas de vinagre balsámico

½ taza de caldo de verduras

Una pizca de sal marina y pimienta negra.

Direcciones:

1. Calentar una sartén con el aceite a fuego medio, agregar la cebolla y las cebolletas y sofreír por 5 minutos.

2. Agregue el resto de los ingredientes excepto la carne, revuelva y cocine a fuego lento durante 5 minutos.

3. Agregue la carne, revuelva suavemente, cocine a fuego medio por 25 minutos, divida en platos y sirva.

Información nutricional: calorías 217, grasa 11, fibra 1, carbohidratos 6, proteína 14

373. pastel de carne Porciones: 4

Tiempo de cocción: 30 minutos

Ingredientes:

1 libra de carne molida magra

3 cucharadas de pan rallado

1 cebolla picada

1 cucharada de tomillo fresco picado

Ajo en polvo al gusto

Pimienta al gusto

2 champiñones picados

1 cucharada de aceite de oliva

Direcciones:

1. Precaliente su freidora a 392 grados F.

2. Combine todos los ingredientes en un tazón.

3. Presione la mezcla en un molde para pan pequeño.

4. Agregue la sartén a la canasta de la freidora.

5. Cocine por 30 minutos.

Carne De Cerdo Con Peras Y Jengibre

Porciones: 4

Tiempo de cocción: 35 minutos

Ingredientes:

2 cebollas verdes picadas

2 cucharadas de aceite de aguacate

2 libras de cerdo asado, en rodajas

½ taza de aminoácidos de coco

1 cucharada de jengibre picado

2 peras, sin corazón y cortadas en gajos

¼ taza de caldo de verduras

1 cucharada de cebollino picado

Direcciones:

1. Calentar una sartén con el aceite a fuego medio, agregar la cebolla y la carne y dorar 2 minutos por cada lado.

2. Agregue el resto de los ingredientes, mezcle suavemente y hornee a 390

grados F durante 30 minutos.

3. Repartir la mezcla entre platos y servir.

Información nutricional: calorías 220, grasa 13.3, fibra 2, carbohidratos 16.5, proteína 8

Porciones de pollo con mantequilla Porciones:6

Ingredientes:

8 dientes de ajo finamente picados

¼ c. mantequilla sin sal, baja en grasa, picada

Pimienta negra recién molida

6 onzas. muslos de pollo deshuesados y sin piel

1 cucharadita pimienta con limón

Direcciones:

1. En una olla de cocción lenta grande, coloque los muslos de pollo.

2. Cubra los muslos de pollo con mantequilla de manera uniforme.

3. Espolvoree el ajo, la pimienta de limón y la pimienta negra de manera uniforme.

4. Ponga la olla de cocción lenta a fuego lento.

5. Tape y cocine durante aproximadamente 6 horas.

Información nutricional: Calorías: 438, Grasas: 28 g, Carbohidratos: 14 g, Proteínas: 30 g, Azúcares: 2 g, Sodio: 700 mg

Alitas de pollo calientes Porciones: 4 - 5

Ingredientes:

2 cucharadas Cariño

½ barra de margarina

2 cucharadas pimienta de cayena

1 botella de salsa picante durkee

10-20 alitas de pollo

10 batidos de salsa Tabasco

Direcciones:

1. En una olla honda, caliente el aceite de canola. Fríe las alitas hasta que estén cocidas, aproximadamente 20 minutos.

2. En un tazón mediano, mezcle la salsa picante, la miel, el tabasco y la pimienta de cayena. Mezclar bien.

3. Coloque las alitas cocidas sobre toallas de papel. Escurre el exceso de aceite.

4. Mezcle las alitas de pollo en la salsa hasta que estén cubiertas uniformemente.

<u>Información nutricional:</u> Calorías: 102, Grasas: 14 g, Carbohidratos: 55 g, Proteínas: 23 g, Azúcares: 0.3 g, Sodio: 340 mg

Pollo, pasta y guisantes porciones: 1-2

Ingredientes:

Pimienta molida fresca

2 ½ taza pasta penne

1 frasco estándar de salsa para pasta de tomate y albahaca 1 c. guisantes de nieve cortados por la mitad y recortados

1 libra de pechugas de pollo

1 cucharadita aceite de oliva

Direcciones:

1. En una sartén mediana, caliente el aceite de oliva. Sazone las pechugas de pollo con sal y pimienta. Cocine las pechugas de pollo hasta que estén bien cocidas durante aproximadamente 5 a 7 minutos por cada lado.

2. Cocine la pasta de acuerdo con las instrucciones del paquete. Cocine los guisantes con la pasta.

3. Saque 1 taza de agua de pasta. Escurrir la pasta y los guisantes, reservar.

4. Una vez que el pollo esté cocido, córtelo en rodajas en diagonal.

5. Vuelva a colocar el pollo en la sartén. Agrega la salsa para pasta. Si la mezcla parece seca.

6. Agregue un poco del agua de la pasta hasta obtener la consistencia deseada. Calentar juntos.

7. Dividir en tazones y servir inmediatamente.

<u>Información nutricional:</u> Calorías: 140, Grasas: 17 g, Carbohidratos: 52 g, Proteínas: 34 g, Azúcares: 2,3 g, Sodio: 400 mg

<u>378.</u> Albóndiga Porciones: 4

Tiempo de cocción: 15 minutos

Ingredientes:

Spray para cocinar

2 libras de carne molida magra

¼ de taza de cebolla picada

2 dientes de ajo picados

2 cucharadas de perejil picado

Pimienta al gusto

½ cucharadita de hojuelas de pimiento rojo

1 cucharadita de condimento italiano

Direcciones:

1. Rocíe la canasta de la freidora con aceite.

2. En un bol, mezcle los ingredientes restantes.

3. Forme albóndigas con la mezcla.

4. Agregue a la canasta de la freidora.

5. Cocine durante 15 minutos, agitando una o dos veces.

Alitas de pollo con albaricoque Porciones: 3 - 4

Ingredientes:

1 tarro mediano de confitura de albaricoque

1 paquete de mezcla de sopa seca de cebolla Lipton

1 botella mediana de aderezo ruso

2 libras. alitas de pollo

Direcciones:

1. Precaliente el horno a 350 ° F.

2. Enjuague y seque las alitas de pollo.

3. Coloque las alitas de pollo en una bandeja para hornear, de una sola capa.

4. Hornee por 45 - 60 minutos, volteando a la mitad.

5. En un tazón mediano, combine la mezcla para sopa Lipton, la conserva de albaricoque y el aderezo ruso.

6. Una vez que las alitas estén cocidas, mezcle con la salsa, hasta que las piezas estén cubiertas.

7. Sirva inmediatamente con una guarnición.

<u>Información nutricional:</u> Calorías: 162, Grasas: 17 g, Carbohidratos: 76 g, Proteínas: 13 g, Azúcares: 24 g, Sodio: 700 mg

Muslos de pollo Porciones: 4

Tiempo de cocción: 20 minutos

Ingredientes:

4 filetes de muslo de pollo

2 cucharaditas de aceite de oliva

1 cucharadita de ajo en polvo

1 cucharadita de pimentón

Pimienta al gusto

Direcciones:

1. Precaliente su freidora a 400 grados F.

2. Cubra el pollo con aceite.

3. Espolvoree ambos lados del pollo con ajo en polvo, pimentón y pimienta.

4. Freír al aire durante 20 minutos.

Pollo Crujiente Porciones: 4

Tiempo de cocción: 10 minutos

Ingredientes:

1 libra de filetes de pollo

1 cucharada de aceite de oliva

Empanado

¼ de taza de pan rallado

1 cucharadita de pimentón

Pimienta al gusto

¼ de cucharadita de ajo en polvo

¼ de cucharadita de cebolla en polvo

Pizca de pimienta de cayena

Direcciones:

1. Precaliente su freidora a 390 grados F.

2. Cubra el pollo con aceite de oliva.

3. En un tazón, combine los ingredientes para empanizar.

4. Cubra el pollo con empanizado.

5. Coloque en la canasta de la freidora.

6. Cocine de 3 a 5 minutos.

7. Voltee y cocine por otros 3 minutos.

Champion Chicken Pockets Porciones: 4

Ingredientes:

½ taza brócoli picado

2 rondas de pan de pita integral partidas a la mitad

¼ c. aderezo ranch para ensaladas reducido en grasa embotellado ¼ c. nueces o nueces picadas

1 ½ taza pollo cocido picado

¼ c. yogur natural bajo en grasa

¼ c. zanahoria rallada

Direcciones:

1. En un tazón pequeño, mezcle el yogur y el aderezo para ensalada.

2. En un tazón mediano combine el pollo, el brócoli, la zanahoria y, si lo desea, las nueces. Vierta la mezcla de yogur sobre el pollo; revuelva para cubrir.

3. Con una cuchara, vierta la mezcla de pollo en mitades de pita.

Información nutricional: Calorías: 384, Grasas: 11,4 g, Carbohidratos: 7,4 g, Proteínas: 59,3 g, Azúcares: 1,3 g, Sodio: 368,7 mg

Bocaditos de pollo a la parrilla en la estufa

Porciones: 4

Ingredientes:

1 pimiento morrón mediano cortado en cubitos

1 cucharada. aceite de canola

1 c. salsa barbacoa picante, dulce y picante Pimienta negra recién molida

1 cebolla mediana picada

1 libra de pechugas de pollo deshuesadas y sin piel

3 dientes de ajo picados

Direcciones:

1. Lave las pechugas de pollo y séquelas. Cortar en trozos del tamaño de un bocado.

2. Caliente el aceite en una sartén grande a fuego medio. Agregue el pollo, la cebolla, el ajo y el pimiento, y cocine, revolviendo, durante 5 minutos.

3. Agregue la salsa barbacoa y revuelva para combinar. Reduzca el fuego a medio-bajo y tape la sartén. Cocine, revolviendo con frecuencia, hasta que el pollo esté completamente cocido, aproximadamente 15 minutos.

4. Retirar del fuego. Sazone al gusto con pimienta negra recién molida y sirva inmediatamente.

Información nutricional: Calorías: 191, Grasas: 5 g, Carbohidratos: 8 g, Proteínas: 27 g, Azúcares: 0 g, Sodio: 480 mg

Mezcla de pollo y rábano Porciones: 4

Ingredientes:

10 rábanos cortados a la mitad

1 cucharada. aceite de oliva ecológico

2 cucharadas Cebollino picado

1 c. caldo de pollo bajo en sodio

4 cosas de pollo

Pimienta negra

Direcciones:

1. Calentar una sartén con todo el aceite a fuego medio-alto, agregar el pollo, sazonar con pimienta negra y dorar durante 6 minutos por cada lado.

2. Agregue el caldo y los rábanos, reduzca el fuego a medio y cocine a fuego lento durante veinte minutos.

3. Agregue las cebolletas, mezcle, divida en platos y sirva.

4. ¡Disfruta!

Información nutricional: Calorías: 247, Grasas: 10 g, Carbohidratos: 12 g, Proteínas: 22 g, Azúcares: 1,1 g, Sodio: 673 mg

Porciones de pollo Katsu Porciones: 4

Tiempo de cocción: 20 minutos

Ingredientes:

Salsa katsu

2 cucharadas de salsa de soja

½ taza de salsa de tomate

1 cucharada de jerez

1 cucharada de azúcar morena

2 cucharaditas de salsa Worcestershire

1 cucharadita de ajo picado

Pollo

1 libra de filete de pechuga de pollo, en rodajas

Pimienta al gusto

Pizca de ajo en polvo

1 cucharada de aceite de oliva

1 ½ tazas de pan rallado

Spray para cocinar

Direcciones:

1. Combine los ingredientes de la salsa katsu en un tazón. Dejar de lado.

2. Precaliente su freidora a 350 grados F.

3. Sazone el pollo con pimienta.

4. Cubra el pollo con aceite y drague con pan rallado.

5. Coloque en la canasta de la freidora.

6. Rocíe con aceite.

7. Cocine en la freidora durante 10 minutos por lado.

8. Sirva con salsa.

Estofado de pollo y camote Raciones: 4

Tiempo de cocción: 40 minutos

Ingredientes:

1 cucharada de aceite de oliva virgen extra

2 dientes de ajo, en rodajas

1 cebolla blanca picada

14 onzas (397 g) de tomates picados

2 cucharadas de hojas de romero picadas

Sal marina y pimienta negra molida, al gusto

4 muslos de pollo sin piel de corral

4 batatas, peladas y cortadas en cubos

2 cucharadas de hojas de albahaca

Direcciones:

1. Precaliente el horno a 375 ° F (190ºC).

2. Caliente el aceite de oliva en una sartén antiadherente a fuego medio hasta que brille.

3. Agregue el ajo y la cebolla a la sartén y saltee durante 5 minutos o hasta que estén fragantes y la cebolla esté transparente.

4. Agregue los tomates, el romero, la sal y la pimienta negra molida y cocine por 15 minutos o hasta que espese un poco.

5. Coloque los muslos de pollo y las batatas en una bandeja para hornear, luego vierta la mezcla en la sartén sobre el pollo y las batatas. Revuelva para cubrir bien. Vierta suficiente agua para asegurarse de que el líquido cubra el pollo y las batatas.

6. Hornee en el horno precalentado durante 20 minutos o hasta que la temperatura interna del pollo alcance al menos 165ºF (74ºC).

7. Retire la bandeja para hornear del horno y viértalas en un tazón grande. Espolvorear con albahaca y servir.

Información nutricional: calorías: 297; grasas: 8,7 g; proteína: 22,2 g; carbohidratos: 33,1 g

; fibra: 6,5 g; azúcar: 9,3 g; sodio: 532 mg

Costillas de Res con Romero Porciones: 4

Tiempo de cocción: 2 horas.

Ingredientes:

680 g (1½ libras) de costillas de res sin hueso

½ cucharadita de ajo en polvo

1 cucharadita de sal

½ cucharadita de pimienta negra recién molida

2 cucharadas de aceite de oliva

2 tazas de caldo de res bajo en sodio

1 taza de vino tinto

4 ramitas de romero

Direcciones:

1. Precaliente el horno a 350ºF (180ºC).

2. En una superficie de trabajo limpia, frote las costillas con ajo en polvo, sal y pimienta negra. Deje reposar durante 10 minutos.

3. Caliente el aceite de oliva en una sartén para horno a fuego medio-alto.

4. Agregue las costillas y dore durante 5 minutos o hasta que estén bien doradas.

Dale la vuelta a las costillas a la mitad. Transfiera las costillas a un plato y reserve.

5. Vierta el caldo de res y el vino tinto en la sartén. Revuelva para combinar bien y deje hervir. Baje el fuego a bajo y cocine a fuego lento durante 10

minutos hasta que la mezcla se reduzca a dos tercios.

6. Vuelva a poner las costillas en la sartén. Agrega las ramitas de romero. Ponga la tapa de la sartén, luego cocine a fuego lento en el horno precalentado durante 2 horas hasta que la temperatura interna de las costillas sea de 165ºF (74ºC).

7. Transfiera las costillas a un plato grande. Desecha las ramitas de romero.

Vierta el líquido de cocción y sirva caliente.

Información nutricional: calorías: 731; grasas: 69,1 g; carbohidratos: 2,1 g; fibra: 0 g; proteína: 25,1 g; sodio: 781 mg

Frittata de pollo, pimiento morrón y espinacas

Porciones: 8

Ingredientes:

¾ c. espinaca picada congelada

¼ de cucharadita polvo de ajo

¼ c. cebolla morada picada

1 1/3 taza pollo cocido finamente picado

8 huevos

Pimienta negra recién molida

1½ taza pimiento rojo picado y sin semillas

Direcciones:

1. Engrase una olla de cocción lenta grande.

2. En un bol, agregue los huevos, el ajo en polvo y la pimienta negra y bata bien.

3. Coloque los ingredientes restantes en la olla de cocción lenta preparada.

4. Vierta la mezcla de huevo sobre la mezcla de pollo y revuelva suavemente para combinar.

5. Cubra y cocine durante aproximadamente 2-3 horas.

Información nutricional: Calorías: 250,9, Grasas: 16,3 g, Carbohidratos: 10,8 g, Proteínas: 16,2 g, Azúcares: 4 g, Sodio: 486 mg

Dal de pollo asado Porciones: 4

Ingredientes:

15 oz. lentejas enjuagadas

¼ c. yogur natural bajo en grasa

1 cebolla pequeña picada

4 c. pollo deshuesado, sin piel y asado 2 cdtas. polvo de curry

1 ½ cucharaditas. Aceite de canola

14 oz. tomates cortados en cubitos asados al fuego

¼ de cucharadita sal

Direcciones:

1. Caliente el aceite en una cacerola grande y pesada a fuego medio-alto.

2. Agregue la cebolla y cocine, revolviendo, hasta que se ablanden pero no se doren, de 3 a 4 minutos.

3. Agregue el curry en polvo y cocine, revolviendo, hasta que se combine con la cebolla e intensamente aromático, de 20 a 30 segundos.

4. Agregue las lentejas, los tomates, el pollo y la sal y cocine, revolviendo con frecuencia, hasta que esté completamente caliente.

5. Retire del fuego y agregue el yogur. Servir inmediatamente.

Información nutricional: Calorías: 307, Grasas: 6 g, Carbohidratos: 30 g, Proteínas: 35 g, Azúcares: 0.1 g, Sodio: 361 mg

Taquitos de pollo Porciones: 6

Tiempo de cocción: 20 minutos

Ingredientes:

1 cucharadita de aceite vegetal

1 cebolla picada

2 cucharadas de chile verde picado

1 diente de ajo picado

1 taza de pollo cocido

2 cucharadas de salsa picante

½ taza de mezcla de queso con bajo contenido de sodio

Pimienta al gusto

Tortillas de maíz, calentadas

Spray para cocinar

Direcciones:

1. Vierta en una sartén a fuego medio.

2. Cocine la cebolla, el chile verde y el ajo durante 5 minutos, revolviendo con frecuencia.

3. Agregue el resto de los ingredientes excepto las tortillas.

4. Cocine por 3 minutos.

5. Agregue la mezcla encima de las tortillas.

6. Enrolle las tortillas.

7. Precaliente su freidora a 400 grados F.

8. Coloque en la canasta de la freidora.

9. Cocine por 10 minutos.

10..

Porciones de cerdo al orégano

Porciones: 4

Tiempo de cocción: 8 horas.

Ingredientes:

2 libras de cerdo asado, en rodajas

2 cucharadas de orégano picado

¼ taza de vinagre balsámico

1 taza de pasta de tomate

1 cucharada de pimentón dulce

1 cucharadita de cebolla en polvo

2 cucharadas de chile en polvo

2 dientes de ajo picados

Una pizca de sal y pimienta negra.

Direcciones:

1. En su olla de cocción lenta, combine el asado con el orégano, el vinagre y los demás ingredientes, mezcle, tape y cocine a temperatura baja durante 8 horas.

2. Divida todo entre platos y sirva.

Información nutricional: calorías 300, grasa 5, fibra 2, carbohidratos 12, proteína 24

Horneado de pollo y aguacate Porciones: 4

Ingredientes:

2 tallos de cebolla verde en rodajas finas

Puré de aguacate

170 g de yogur griego desnatado

1 ¼ g de sal

4 pechugas de pollo

15 g de condimento ennegrecido

Direcciones:

1. Comience poniendo su pechuga de pollo en una bolsa de plástico con cierre hermético con el condimento ennegrecido. Cerrar y agitar, luego marinar durante unos 2-5 minutos.

2. Mientras su pollo se está marinando, continúe y ponga su yogur griego, puré de aguacate y sal en su licuadora y presione hasta que quede suave.

3. Coloque una sartén grande o una sartén de hierro fundido en la estufa a fuego medio, engrase la sartén y cocine el pollo hasta que esté bien cocido. Necesitará unos 5 minutos de cada lado. Sin embargo, trate de no secar los jugos y colóquelo en un plato tan pronto como la carne esté cocida.

4. Cubra con la mezcla de yogur.

Información nutricional: Calorías: 296, Grasas: 13,5 g, Carbohidratos: 6,6 g, Proteínas: 35,37

g, Azúcares: 0,8 g, Sodio: 173 mg

Pechugas de pato asadas con cinco especias

Porciones: 4

Ingredientes:

1 cucharadita polvo de cinco especias

¼ de cucharadita maicena

2 zumo de naranja y ralladura

1 cucharada. salsa de soja reducida en sodio

2 libras. pechuga de pato deshuesada

½ cucharadita sal kosher

2 cucharaditas Cariño

Direcciones:

1. Precaliente el horno a 375 ° F.

2. Coloque el pato con la piel hacia abajo sobre una tabla de cortar. Recorta todo el exceso de piel que cuelga de los lados. Voltee y haga tres cortes diagonales paralelos en la piel de cada pechuga, cortando la grasa pero no la carne. Espolvorea ambos lados con polvo de cinco especias y sal.

3. Coloque el pato con la piel hacia abajo en una sartén refractaria a fuego medio-bajo.

4. Cocine hasta que la grasa se derrita y la piel esté dorada, aproximadamente 10 minutos. Transfiera el pato a un plato; vierta toda la grasa de la sartén. Regrese el pato a la sartén con la piel hacia arriba y transfiéralo al horno.

5. Ase el pato durante 10 a 15 minutos a temperatura media, dependiendo del tamaño de la pechuga, hasta que un termómetro insertado en la parte más gruesa registre 150 ° F.

6. Transfiera a una tabla de cortar; Deje reposar por 5 minutos.

7. Elimine la grasa restante en la sartén (tenga cuidado, el mango aún estará caliente); Coloque la sartén a fuego medio-alto y agregue el jugo de naranja y la miel. Deje hervir a fuego lento, revolviendo para raspar los trozos dorados.

8. Agregue la ralladura de naranja y la salsa de soja y continúe cocinando hasta que la salsa se reduzca ligeramente, aproximadamente 1 minuto. Revuelva la mezcla de maicena y luego mezcle con la salsa; cocine, revolviendo, hasta que espese un poco, 1

minuto.

9. Quite la piel de pato y corte finamente la pechuga. Rocíe con la salsa de naranja.

<u>Información nutricional:</u> Calorías: 152, Grasas: 2 g, Carbohidratos: 8 g, Proteínas: 24 g, Azúcares: 5 g, Sodio: 309 mg

Chuletas de cerdo con salsa de tomate

Porciones: 4

Tiempo de cocción: 15 minutos

Ingredientes:

4 chuletas de cerdo

1 cucharada de aceite de oliva

4 cebolletas picadas

1 cucharadita de comino, molido

½ cucharada de pimentón picante

1 cucharadita de ajo en polvo

Una pizca de sal marina y pimienta negra.

1 cebolla morada pequeña, picada

2 tomates, en cubos

2 cucharadas de jugo de lima

1 jalapeño picado

¼ de taza de cilantro picado

1 cucharada de jugo de lima

Direcciones:

1. Calentar una sartén con el aceite a fuego medio, agregar las cebolletas y sofreír por 5 minutos.

2. Agregue la carne, el comino pimentón, el ajo en polvo, la sal y la pimienta, mezcle, cocine por 5 minutos por cada lado y divida entre platos.

3. En un bol, combine los tomates con el resto de los ingredientes, mezcle, divida junto a las chuletas de cerdo y sirva.

Información nutricional: calorías 313, grasa 23.7, fibra 1.7, carbohidratos 5.9, proteína 19.2

Pollo toscano con tomates, aceitunas y calabacín

Porciones: 4

Tiempo de cocción: 20 minutos

Ingredientes:

4 mitades de pechuga de pollo deshuesadas y sin piel, machacadas hasta que tengan un grosor de ½ a ¾ de pulgada

1 cucharadita de ajo en polvo

½ cucharadita de sal marina

⅛ cucharadita de pimienta negra recién molida

2 cucharadas de aceite de oliva extra virgen

2 tazas de tomates cherry

½ taza de aceitunas verdes en rodajas

1 calabacín picado

¼ taza de vino blanco seco

Direcciones:

1. En una superficie de trabajo limpia, frote las pechugas de pollo con ajo en polvo, sal y pimienta negra molida.

2. Caliente el aceite de oliva en una sartén antiadherente a fuego medio-alto hasta que brille.

3. Agregue el pollo y cocine por 16 minutos o hasta que la temperatura interna alcance al menos 165ºF (74ºC). Dale la vuelta al pollo a la mitad del tiempo de cocción. Transfiera a un plato grande y cubra con papel de aluminio para mantener el calor.

4. Agregue los tomates, las aceitunas y el calabacín a la sartén y saltee durante 4 minutos o hasta que las verduras estén blandas.

5. Agregue el vino blanco a la sartén y cocine a fuego lento durante 1 minuto.

6. Retire el papel de aluminio y cubra el pollo con las verduras y sus jugos, luego sirva caliente.

Información nutricional: calorías: 172; grasas: 11,1 g; proteína: 8,2 g; carbohidratos: 7,9 g; fibra: 2,1 g; azúcar: 4,2 g; sodio: 742 mg

Porciones de ensalada de cerdo Porciones: 4

Tiempo de cocción: 10 minutos

Ingredientes:

1 libra de carne de cerdo para estofado, cortada en tiras

3 cucharadas de aceite de oliva

4 cebolletas picadas

2 cucharadas de jugo de limón

2 cucharadas de vinagre balsámico

2 tazas de lechugas mixtas

1 aguacate, pelado, sin hueso y en cubos aproximadamente 1 pepino, en rodajas

2 tomates, en cubos

Una pizca de sal y pimienta negra.

Direcciones:

1. Caliente una sartén con 2 cucharadas de aceite a fuego medio, agregue las cebolletas, la carne y el jugo de limón, revuelva y cocine por 10 minutos.

2. En una ensaladera, combine las verduras para ensalada con la carne y los ingredientes restantes, mezcle y sirva.

Información nutricional: calorías 225, grasa 6.4, fibra 4, carbohidratos 8, proteína 11

Porciones de cerdo y judías verdes Porciones: 4

Tiempo de cocción: 40 minutos

Ingredientes:

2 libras de carne de cerdo para estofado, en cubos

2 cucharadas de aceite de aguacate

½ taza de ejotes, cortados y cortados por la mitad

2 cucharadas de jugo de lima

1 taza de leche de coco

1 cucharada de romero picado

Una pizca de sal y pimienta negra.

Direcciones:

1. Calentar una sartén con el aceite a fuego medio, agregar la carne y dorar por 5 minutos.

2. Agregue el resto de los ingredientes, mezcle suavemente, lleve a fuego lento y cocine a fuego medio por 35 minutos más.

3. Repartir la mezcla entre platos y servir.

Información nutricional: calorías 260, grasa 5, fibra 8, carbohidratos 9, proteína 13

Raciones de pechuga de pollo Porciones: 4

Tiempo de cocción: 20 minutos

Ingredientes:

4 filetes de pechuga de pollo

½ cucharadita de orégano seco

½ cucharadita de ajo en polvo

Pimienta al gusto

Spray para cocinar

Direcciones:

1. Sazone el pollo con orégano, ajo en polvo y pimienta.

2. Rocíe con aceite.

3. Coloque en la canasta de la freidora.

4. Fríe al aire a 360 grados F durante 10 minutos por lado.

Carne De Cerdo Con Chili Calabacines Y Tomates Porciones: 4

Tiempo de cocción: 35 minutos

Ingredientes:

2 tomates, en cubos

2 libras de carne de cerdo para estofado, en cubos

4 cebolletas picadas

2 cucharadas de aceite de oliva

1 calabacín, en rodajas

Zumo de 1 lima

2 cucharadas de chile en polvo

½ cucharada de comino en polvo

Una pizca de sal marina y pimienta negra.

Direcciones:

1. Calentar una sartén con el aceite a fuego medio, agregar las cebolletas y sofreír por 5 minutos.

2. Agrega la carne y dora por 5 minutos más.

3. Agregue los tomates y los demás ingredientes, mezcle, cocine a fuego medio por 25 minutos más, divida en platos y sirva.

Información nutricional: calorías 300, grasa 5, fibra 2, carbohidratos 12, proteína 14

Cerdo con Aceitunas Porciones: 4

Tiempo de cocción: 40 minutos

Ingredientes:

1 cebolla amarilla picada

4 chuletas de cerdo

2 cucharadas de aceite de oliva

1 cucharada de pimentón dulce

2 cucharadas de vinagre balsámico

¼ taza de aceitunas kalamata, sin hueso y picadas

1 cucharada de cilantro picado

Una pizca de sal marina y pimienta negra.

Direcciones:

1. Calentar una sartén con el aceite a fuego medio, agregar la cebolla y sofreír por 5 minutos.

2. Agrega la carne y dora por 5 minutos más.

3. Agregue el resto de los ingredientes, mezcle, cocine a fuego medio por 30 minutos, divida en platos y sirva.

Información nutricional: calorías 280, grasa 11, fibra 6, carbohidratos 10, proteína 21

Paté de eneldo y salmón

Porciones: 4

Tiempo de cocción: 0 minutos

Ingredientes:

seis onzas de salmón cocido, sin huesos y piel 1 cucharada de eneldo fresco picado

½ cucharadita de sal marina

¼ de taza de crema espesa (para batir)

Direcciones:

1. Tome una licuadora o un procesador de alimentos (o en su lugar, un tazón grande con una batidora), mezcle la ralladura de limón, el salmón, la crema espesa, el eneldo y la sal.

2. Licue hasta obtener la consistencia adecuada para el batido.

Información nutricional: Carbohidrato 0,4 g Proteína; 25,8 g Grasa total: 12 g Calorías: 199 Colesterol: 0,0 mg Fibra: 0,8 g Sodio: 296 mg

Manzanas al horno con especias Chai

Porciones: 5

Tiempo de cocción: 3 horas.

Ingredientes:

5 manzanas

½ taza de agua

½ taza de nueces pecanas trituradas (opcional)

¼ de taza de aceite de coco derretido

1 cucharadita de canela en polvo

½ cucharadita de jengibre molido

¼ de cucharadita de cardamomo molido

¼ de cucharadita de clavo molido

Direcciones:

1. Retire el corazón de cada manzana y retire una tira fina de la parte superior de cada una.

2. Agregue el agua a la olla de cocción lenta. Coloque suavemente cada manzana en posición vertical a lo largo de la parte inferior.

3. En un tazón pequeño, mezcle las nueces (si las usa), el aceite de coco, la canela, el jengibre, el cardamomo y los clavos.

4. Rocíe la mezcla sobre la parte superior de las manzanas.

5. Cubra la olla y ponga a fuego alto. Cocine de 2 a 3 horas, hasta que las manzanas se ablanden y sirva.

Información nutricional: Calorías: 217 Grasa total: 12 g Carbohidratos totales: 30 g Azúcar: 22 g Fibra: 6 g Proteína: 0 g Sodio: 0 mg

Porciones de melocotón crujiente Porciones: 6

Tiempo de cocción: 20 minutos

Ingredientes:

Relleno:

6 duraznos, cortados por la mitad

1 cucharada de azúcar de coco

1 cucharadita de canela en polvo

½ cucharada de mantequilla, cortada en cubos

Adición:

½ taza de harina para todo uso

½ taza de azúcar de coco

¼ de cucharadita de canela en polvo

¼ de taza de mantequilla vegana, cortada en cubos

Direcciones:

1. Agregue los duraznos a un molde para pasteles pequeño.

2. Agregue el resto de los ingredientes del relleno.

3. En un bol, mezcle los ingredientes de la cobertura.

4. Unte la cobertura sobre la mezcla de duraznos.

5. Fríe al aire a 350 grados F durante 20 minutos.

www.ingramcontent.com/pod-product-compliance
Lightning Source LLC
Chambersburg PA
CBHW071818080526
44589CB00012B/835